脳トレ・介護予防に役立つ

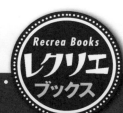

Recrea Books
レクリエ
ブックス

# まちがいさがし

## 昭和の ニュース編

公立諏訪東京理科大学 教授
(応用健康科学・脳科学)
篠原菊紀　監修

世界文化社

脳トレ・介護予防に役立つ

# まちがいさがし

昭和の ニュース 編

# CONTENTS

# まちがいさがしは、脳を活性化させる！

脳は、いくつになっても成長し続けることを、ご存じですか？　鍛えれば活性化し、その働きがよくなっていくことは、脳科学で実証されています。脳神経科学と応用健康科学に詳しい、篠原菊紀先生にお話を伺いました。

## ■ 年を取っても脳は鍛えられる

スウェーデンのカロリンスカ研究所が、1260人の60〜77歳の高齢者を2つのグループに分け、一方には脳トレ、運動や食事の指導、血圧などの健康管理を行い（以下、A）、もう一方には健康相談のみを行った（以下、B）研究データがあります。

2年後、AとBの2つのグループの脳の働きを調べる「認知機能テスト」を行いました。その結果、Bの点数を100とすると、Aの点数は125になっていました。特に、記憶や情報を一時的に保ったまま、何らかの作業を行う「実行機能テスト」の点数は、Bを100とすると、Aは183と大きな差を示しました。このデータからもわかる通り、脳は年を取っても鍛えられます。そして、その効果はとても大きいのです。

## ■ 脳を元気にする、4つの方法

### ① 頭をしっかり使う

・記憶や情報を一時的に保持しながら、何らかの作業を行う、ワーキングメモリという機能を鍛えることが重要です。高齢者でも、この機能を鍛えることで、脳の力を全般的に伸ばすことができます。

### ② 身体をしっかり動かす

・有酸素運動や筋トレは、脳細胞を増やします。また、家事による運動が多い人はアルツハイマー病になりにくいといった研究データもあります。

### ③ 食事に気をつける

・生活習慣病の予防や治療に効果のある食事が、脳を守り、鍛えるうえでも役立ちます。魚、野菜、鶏肉、果物、木の実を多くとり、脂肪の多い食品などは少なめにしましょう。

### ④ 積極的に人と関わる

・人との関わりが脳を活性化します。引きこもらず、積極的に外出しましょう。

## ■ まちがいさがしの効果

まちがいさがしを解くには、まずしっかり見ることが必要です。このとき、注意力に関連する前頭前野や、視覚処理に関連する後頭葉が活動を高めます。また絵や図形を覚えようとすると、映像的なワーキングメモリが使われ、右の前頭前野や、記憶に関連する海馬が活動を高めます。

全体の50〜75％くらいできると、やる気や意欲に関わる線条体の活動が高まります。全問解かなくても大丈夫。好きな問題から解いていってください。できることをできるよう に続けていくことが脳には大切です。

---

篠原菊紀 教授
（しのはらきくのり）
公立諏訪東京理科大学
（応用健康科学・脳科学）

東京大学、同大学院博士課程（健康教育学）等を経て、現在、公立諏訪東京理科大学教授。テレビや雑誌、NPO活動などを通じ、脳科学と健康科学の社会応用を呼びかけている。

---

## 脳の構造

## 脳の働き

### ① 前頭葉
思考、運動、言語を発する。

### ② 前頭前野
前頭葉にある部分。考えること、コミュニケーションや感情のコントロール、意思の決定、行動の抑制、注意や意識などをつかさどる。パズルやぬり絵などに取り組むと、特に活性化する。

### ③ 体性感覚野

### ④ 頭頂葉
手足などの知覚。動きの知覚。計算をするときにも働く。

### ⑤ 側頭葉
聴覚、認識、意味・言葉を聞き分ける。文字や言葉を使ったパズルで言語野を刺激。

### ⑥ 後頭葉
視覚、イメージを働かせる。絵や図形などを注意深く見る行為が刺激する。

### ⑦ 小脳
運動調節、言語や思考などの知的な処理においても大きな働きをする。

# まちがいさがしを解いて「マス」に色をぬろう！

**昭和20年代**

    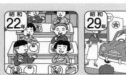 

**昭和30年代**

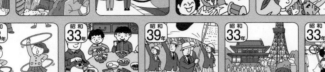  

**昭和40年代**

   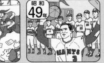   

**昭和50年代**

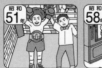

## この本の使い方

★達成度を実感！ 解けたら、そのページのイラストをさがして、左上のマスに色をぬりましょう
（カードの左上のマスは、その出来事のあった年をあらわしています。）

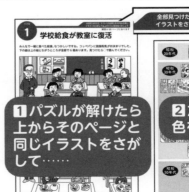

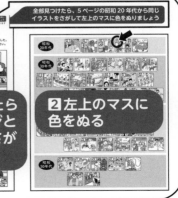

全部見つけたら、5ページの昭和20年代から同じイラストをさがして左上のマスに色をぬりましょう

**1** パズルが解けたら上からそのページと同じイラストをさがして……

**2** 左上のマスに色をぬる

［昭和22年］

# 学校給食が教室に復活

みんなで一緒に食べた給食。コッペパンに脱脂粉乳、鯨の竜田揚げ、なつかしいですね。
下の絵は上の絵とちがうところが全部で6個あります。見つけたら○で囲んでください。

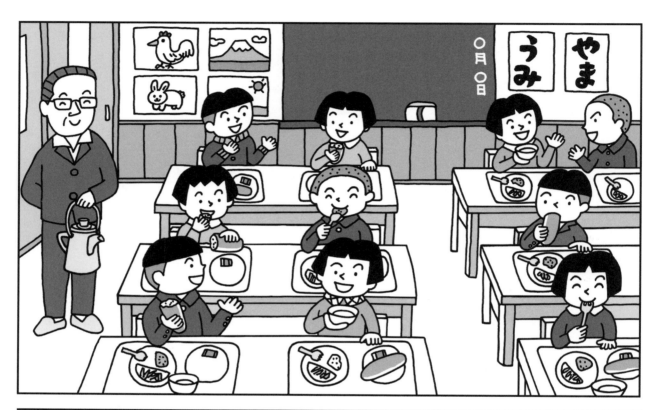

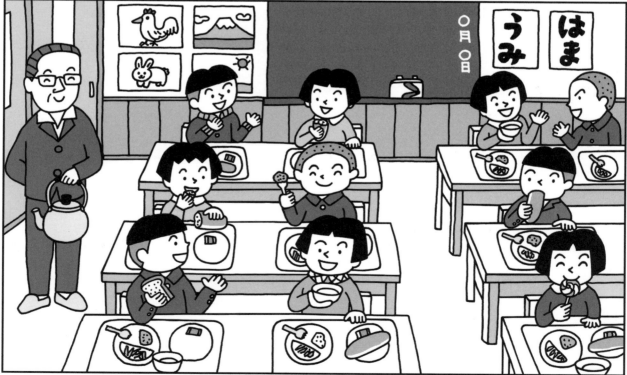

年　　　月　　　日　名前

全部見つけたら、5ページの昭和20年代から同じ
イラストをさがして左上のマスに色をぬりましょう

解答は56ページにあります

# 上野動物園にぞうが来た！

はるばる日本にやって来た、ぞうのインディラとはな子に、子どもたちは大喜び。
右の絵は左の絵とちがうところが全部で6個あります。見つけたら○で囲んでください。

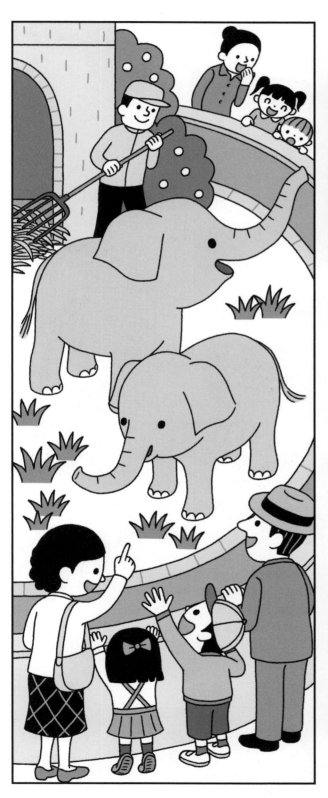
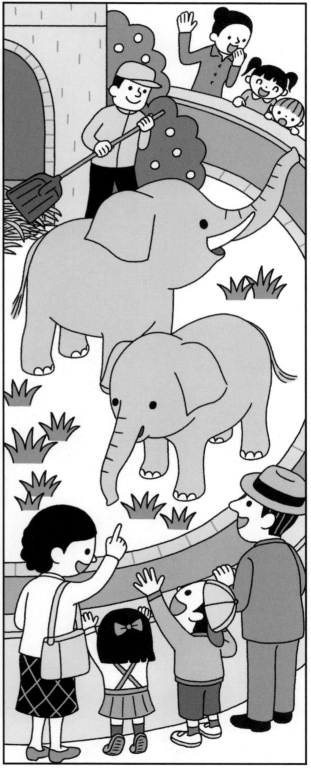

年　　　月　　　日　　名前

昭和29年

# 街頭テレビが大盛況

空手チョップ！ 力道山ブームで街頭テレビのプロレス中継には観衆が押し寄せました。
右の絵は左の絵とちがうところが全部で 6 個あります。見つけたら○で囲んでください。

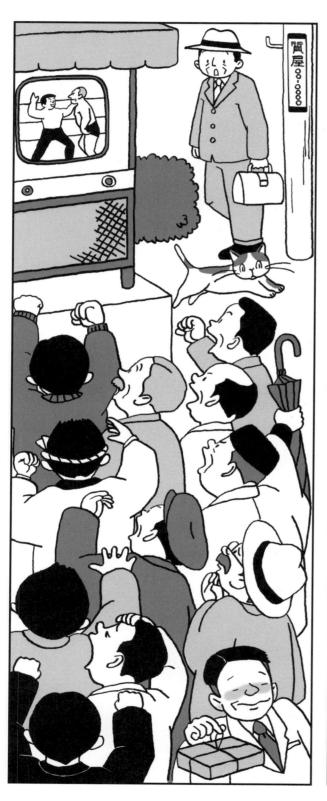
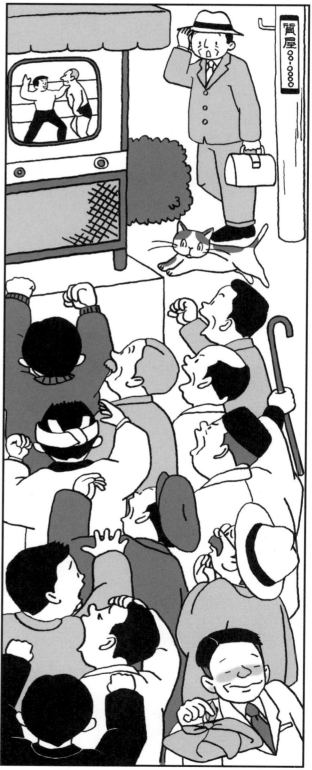

年　　月　　日　名前

全部見つけたら、5ページの昭和20年代から同じ
イラストをさがして左上のマスに色をぬりましょう

解答は56ページにあります

# マリリン・モンロー来日

ハリウッドの大スターが、羽田空港にさっそうと降り立って魅力をふりまきました。
右の絵は左の絵とちがうところが全部で6個あります。見つけたら○で囲んでください。

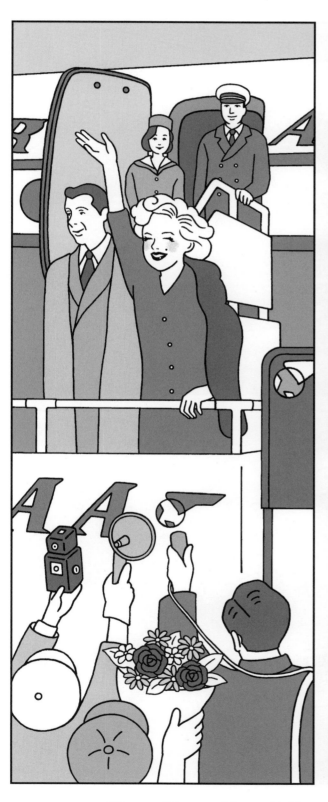
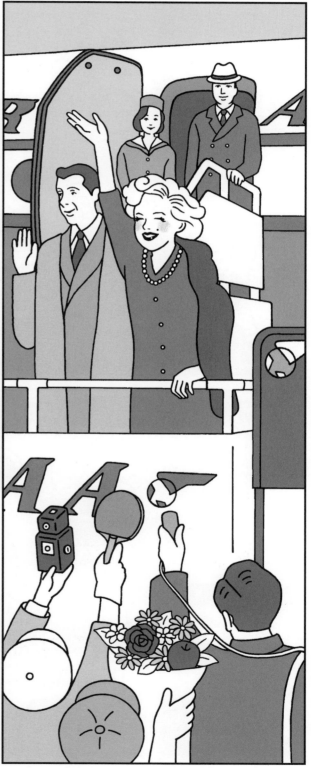

年　　月　　日　　名前

# 第1回全日本自動車ショウ開催

当時、自動車は庶民には高嶺（たかね）の花でしたが、来場者は華やかな展示に心を踊らせました。
下の絵は上の絵とちがうところが全部で6個あります。見つけたら○で囲んでください。

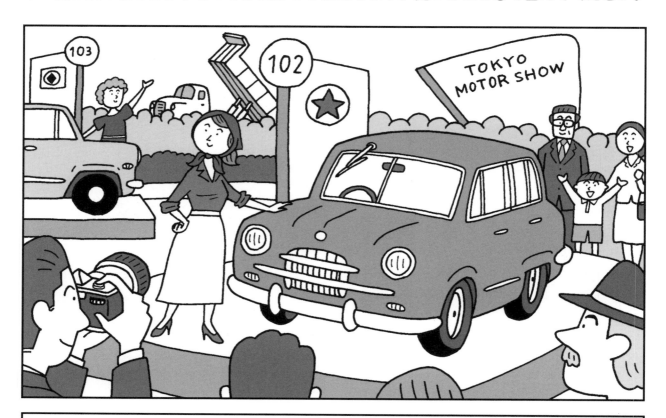

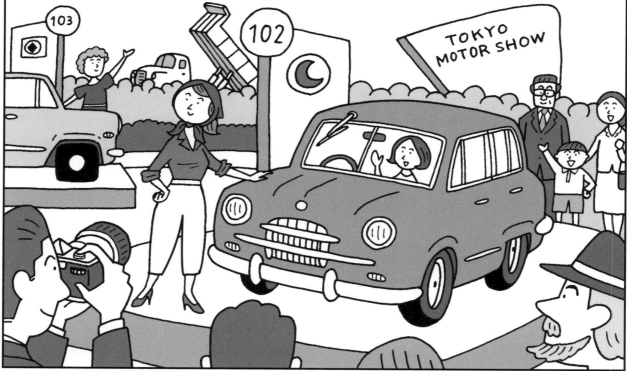

年　　月　　日　　名前

昭和31年

# 若者に太陽族が流行

全部見つけたら、5ページの昭和30年代から同じ
イラストをさがして左上のマスに色をぬりましょう

解答は57ページにあります

慎太郎刈りにサングラス、アロハシャツの若者たちが、夏の海辺で青春を謳歌しました。
右の絵は左の絵とちがうところが全部で6個あります。見つけたら○で囲んでください。

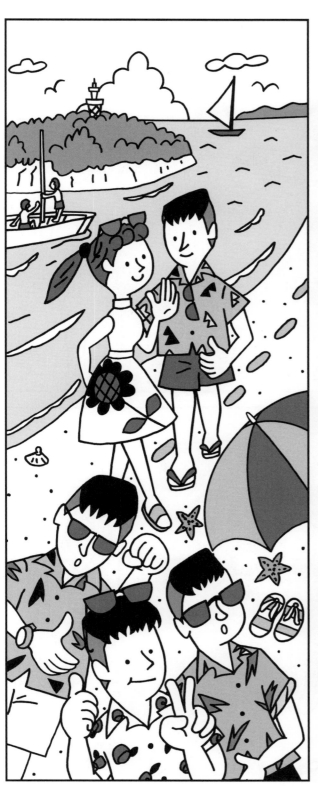
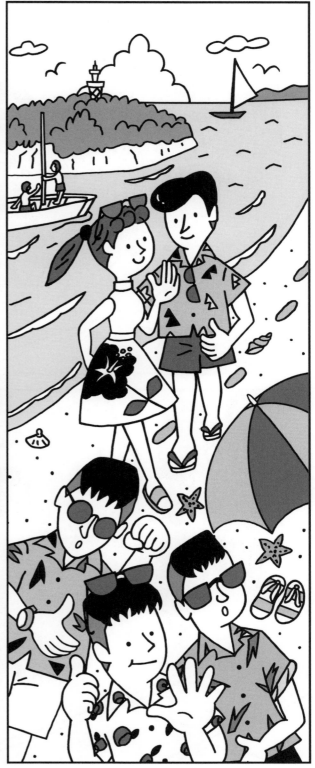

年　　月　　日　名前

昭和31年ごろ

全部見つけたら、5ページの昭和30年代から同じ
イラストをさがして左上のマスに色をぬりましょう

解答は57ページにあります

# フォークダンスブーム広がる

男女が手をつなぎリズムに合わせて踊るダンスに、老若男女が夢中になったものですね。
下の絵は上の絵とちがうところが全部で6個あります。見つけたら○で囲んでください。

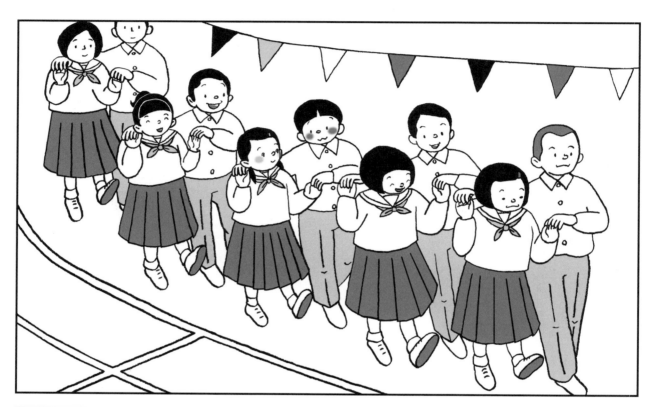

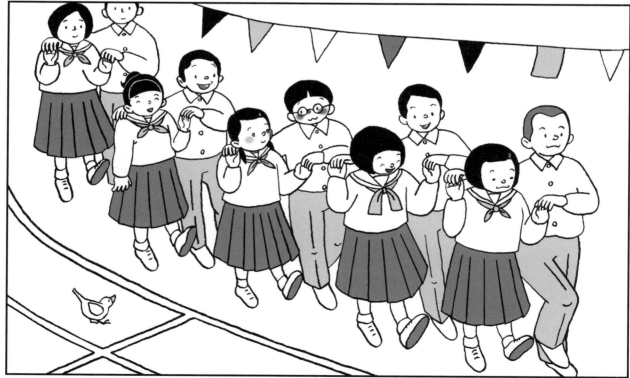

年　　月　　日　　名前

昭和33年ごろ

# 三種の神器で家庭に革命

主婦を助ける電気冷蔵庫と電気洗濯機、白黒テレビの登場で、暮らしが変わりました。
右の絵は左の絵とちがうところが全部で7個あります。見つけたら〇で囲んでください。

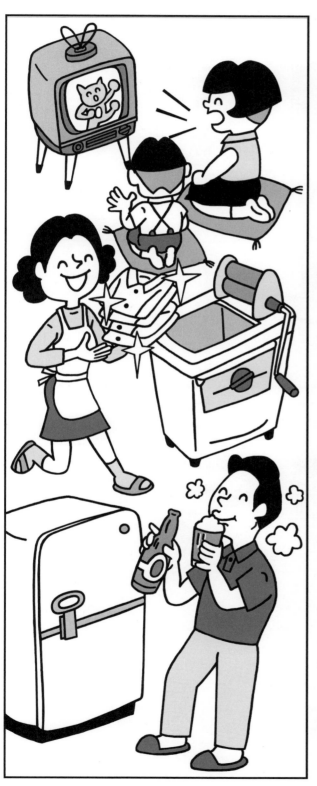
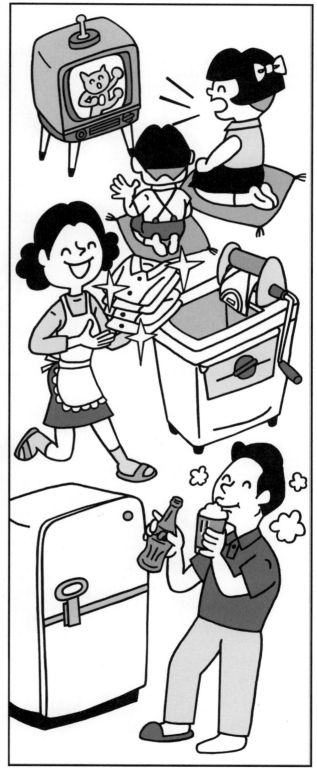

年　　　月　　　日　　名前

全部見つけたら、5ページの昭和30年代から同じ
イラストをさがして左上のマスに色をぬりましょう
解答は57ページにあります

# 月光仮面が大スターに

疾風のように現れる正義の味方・月光仮面に、子どもはもちろん大人まで熱狂しました。
下の絵は上の絵とちがうところが全部で7個あります。見つけたら○で囲んでください。

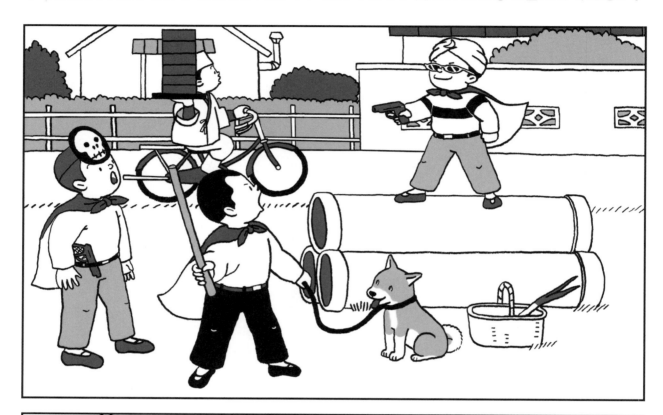

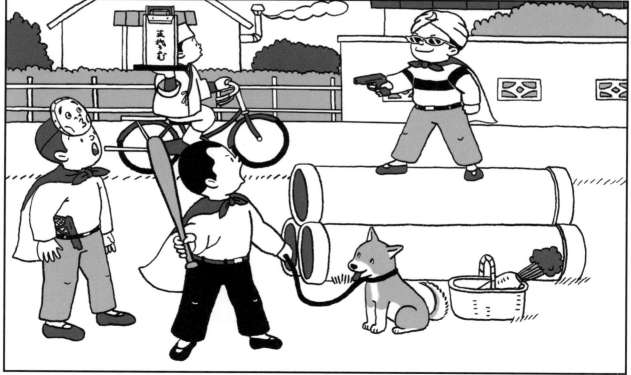

年　　月　　日　　名前

全部見つけたら、5ページの昭和30年代から同じ
イラストをさがして左上のマスに色をぬりましょう

解答は57ページにあります

# 日清のチキンラーメンが発売

お湯をかけるだけで食べられるおいしいラーメン！　2分間が待ちきれませんでした。
下の絵は上の絵とちがうところが全部で7個あります。見つけたら○で囲んでください。

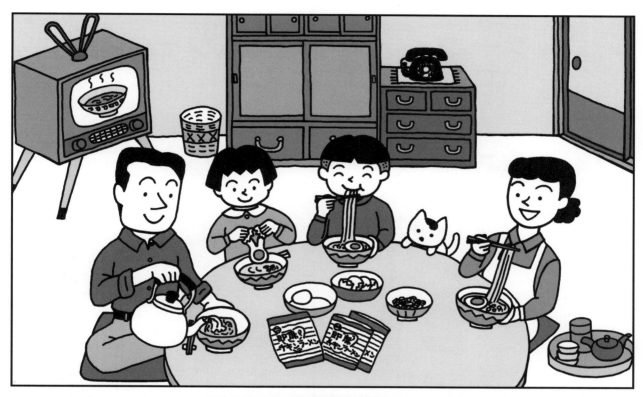

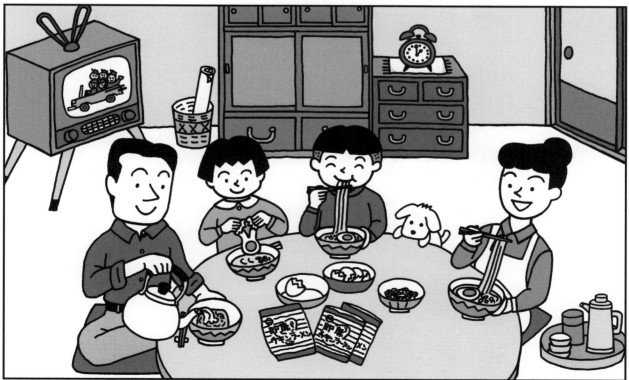

年　　　月　　　日　　名前

昭和33年

# フラフープが爆発的流行

大人も子どもも夢中になったフラフープ。得意技を競うコンテストも開かれました。
右の絵は左の絵とちがうところが全部で7個あります。見つけたら○で囲んでください。

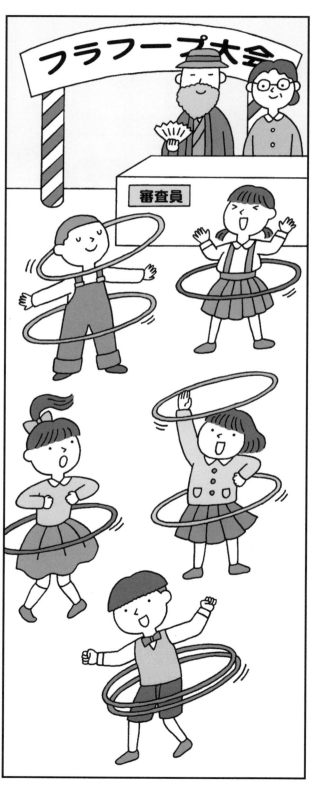
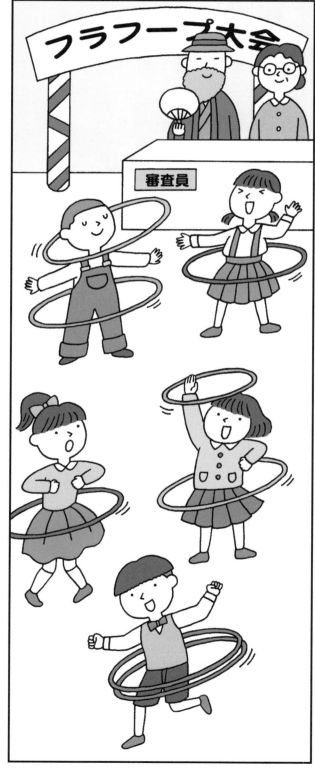

年　　　月　　　日　　名前

全部見つけたら、5ページの昭和30年代から同じ
イラストをさがして左上のマスに色をぬりましょう

解答は58ページにあります

# 東京タワーが完成！

高さ333メートル。当時は日本一高い建造物に、日本じゅうから人々が押し寄せました。
右の絵は左の絵とちがうところが全部で7個あります。見つけたら○で囲んでください。

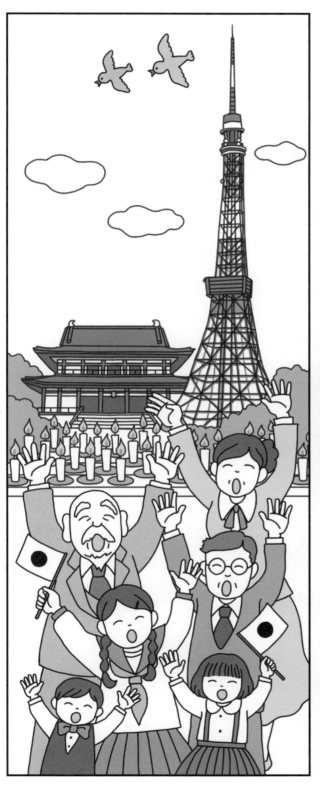
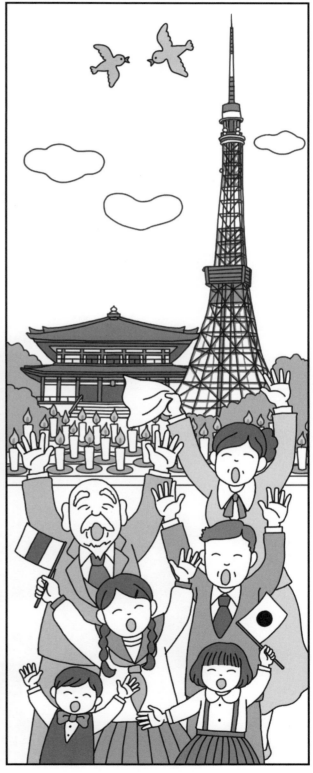

年　　月　　日　　名前

昭和34年

全部見つけたら、5ページの昭和30年代から同じイラストをさがして左上のマスに色をぬりましょう

解答は58ページにあります

# 南極のタロ、ジロが生還！

南極に取り残されながら奇跡的に救出された兄弟犬の物語は、大きな感動を呼びました。
下の絵は上の絵とちがうところが全部で7個あります。見つけたら○で囲んでください。

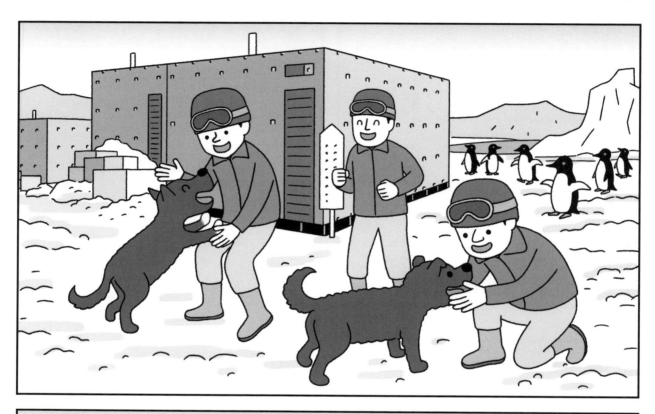

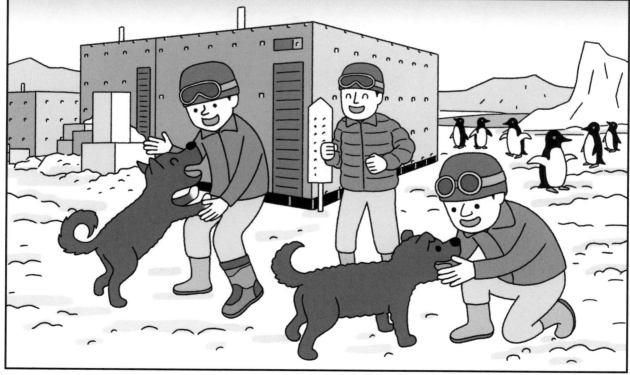

年　　月　　日　　名前

昭和34年

全部見つけたら、5ページの昭和30年代から同じ
イラストをさがして左上のマスに色をぬりましょう

解答は58ページにあります

# テニスブーム、巻き起こる

皇室のご成婚にあやかって、「テニスコートの恋」が若い男女の憧れの的になりました。
右の絵は左の絵とちがうところが全部で7個あります。見つけたら○で囲んでください。

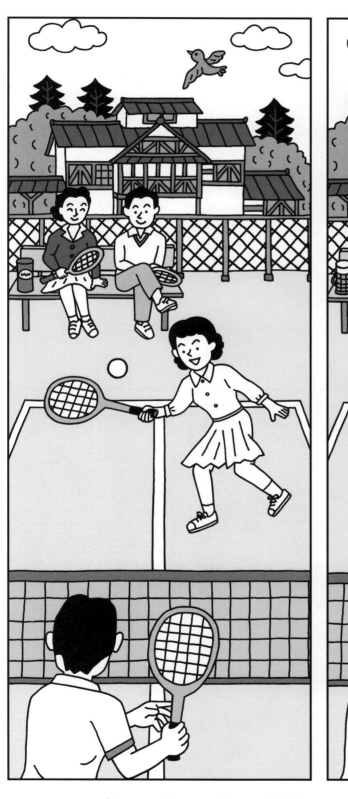
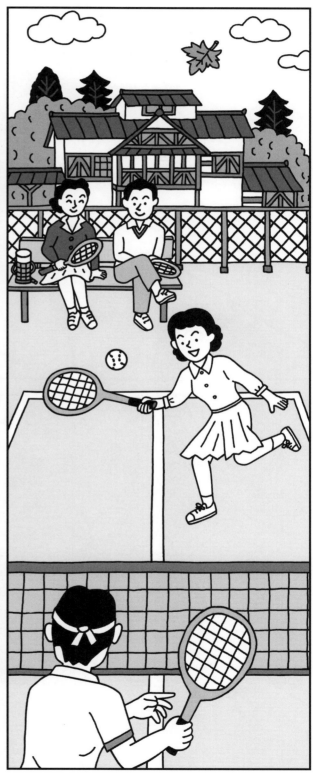

年　　　月　　　日　　名前

昭和34年ごろ

# 日劇ダンシングチーム大人気

全部見つけたら、5ページの昭和30年代から同じ
イラストをさがして左上のマスに色をぬりましょう

解答は58ページにあります

エネルギッシュで愛嬌たっぷり。一糸乱れぬ美しいラインダンスは日劇の花形でした。
下の絵は上の絵とちがうところが全部で7個あります。見つけたら○で囲んでください。

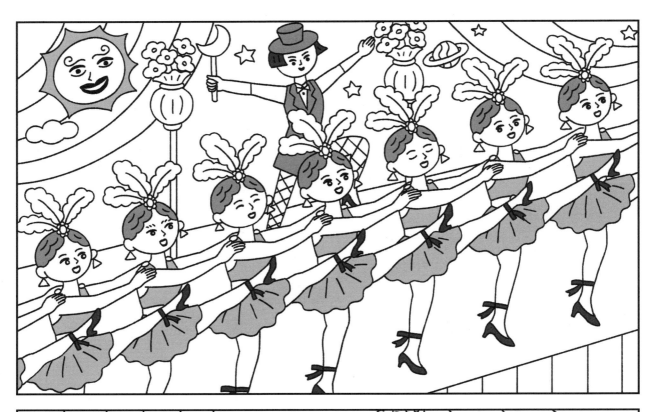

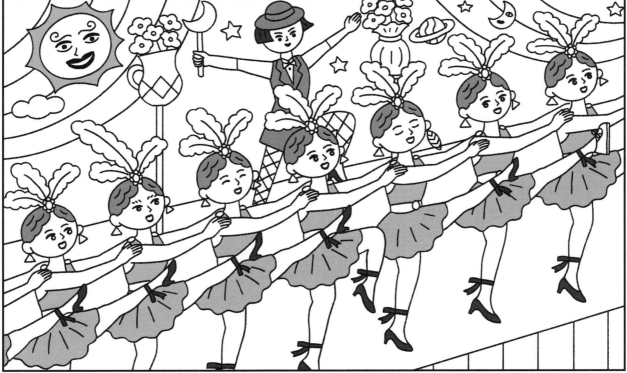

年　　月　　日　　名前

昭和35年ごろ

# 柏鵬対決で盛り上がる大相撲

全部見つけたら、5ページの昭和30年代から同じイラストをさがして左上のマスに色をぬりましょう

解答は58ページにあります

昭和の大横綱・大鵬は、ライバルの柏戸と何度も対戦し、柏鵬時代と呼ばれました。
下の絵は上の絵とちがうところが全部で8個あります。見つけたら○で囲んでください。

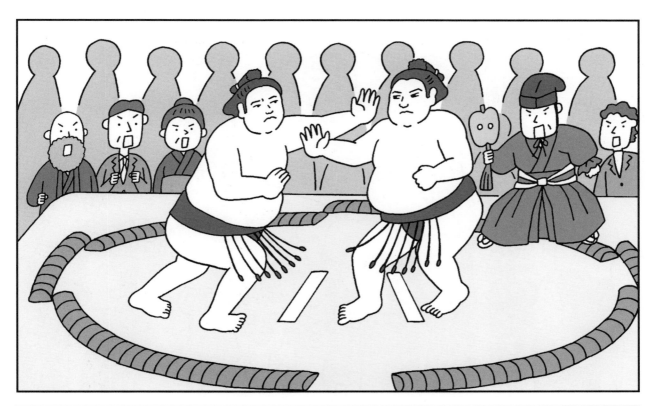

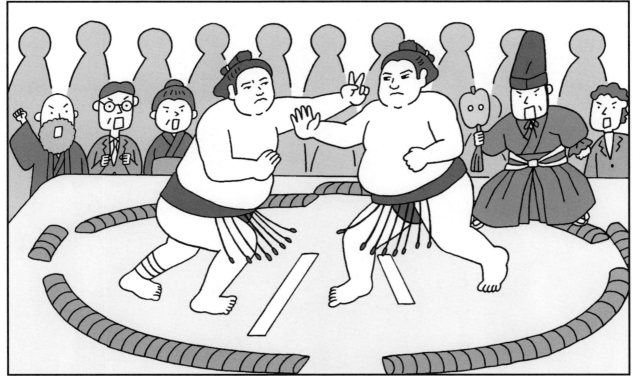

年　　　月　　　日　　　名前

# だっこちゃん人形が人気者に

若い女性や子どもたちに、腕に愛らしいビニール人形を巻きつけて歩くのが流行しました。
下の絵は上の絵とちがうところが全部で8個あります。見つけたら○で囲んでください。

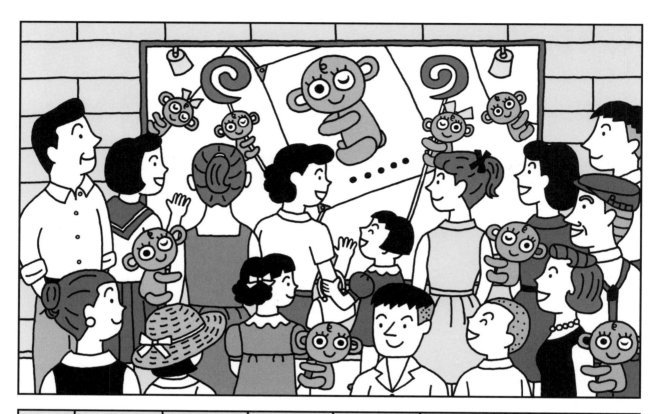

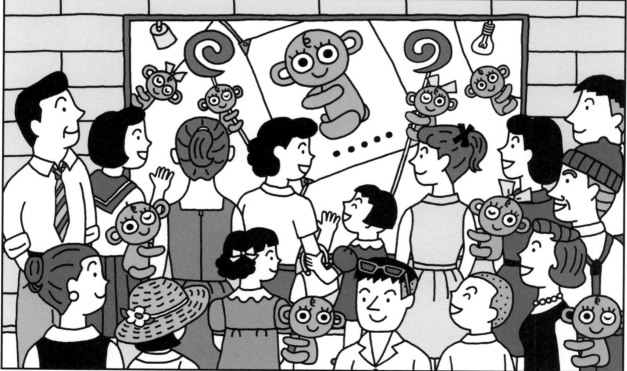

年　　　月　　　日　　名前

昭和36年

# うたごえ喫茶が全盛に

歌集を手に、みんなで合唱する社交場として愛されました。東京・新宿の「灯」が草分けです。
下の絵は上の絵とちがうところが全部で 8 個あります。見つけたら○で囲んでください。

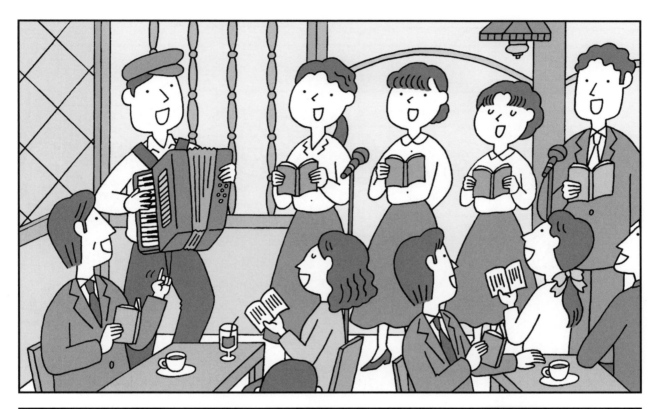

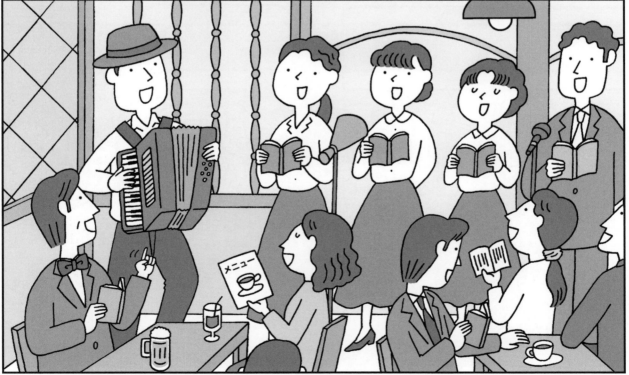

年　　　月　　　日　　名前

# 集団就職列車の本格化

「金の卵」と呼ばれた少年少女たちが、列車に乗って都会へと旅立っていきます。
下の絵は上の絵とちがうところが全部で8個あります。見つけたら〇で囲んでください。

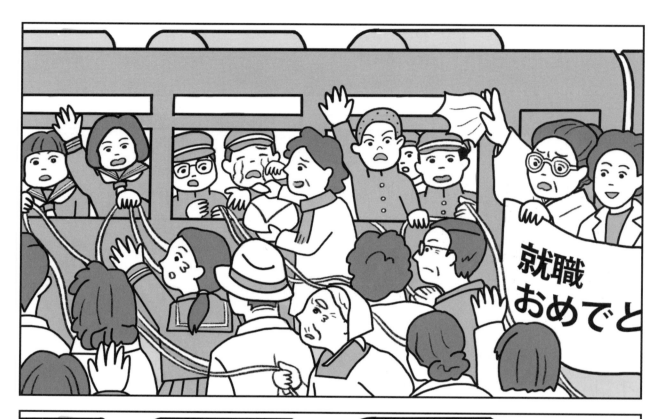

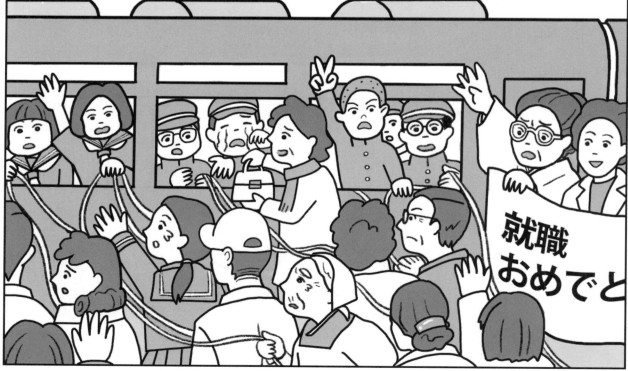

年　　月　　日　　名前

# 黒四ダム、ついに完成

難工事の末に完成した世界最大級の黒四ダム（黒部ダム）。小説や映画にもなりましたね。
下の絵は上の絵とちがうところが全部で8個あります。見つけたら○で囲んでください。

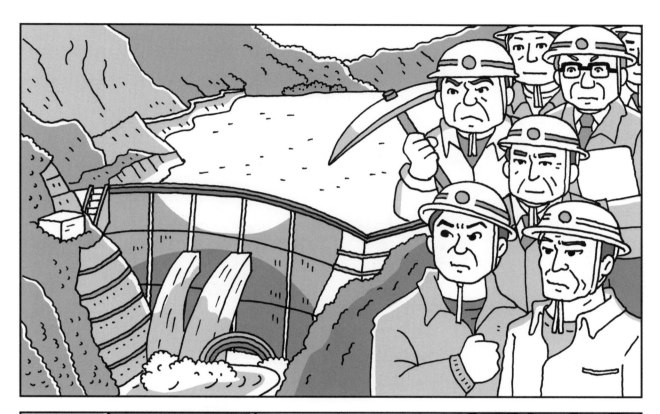

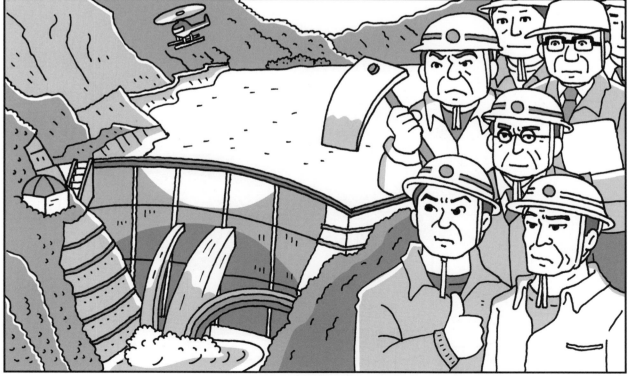

年　　　月　　　日　　名前

# 「シェー」のポーズが大流行

『おそ松くん』に登場するイヤミのギャグ「シェー」のポーズを、みんながまねしました。
下の絵は上の絵とちがうところが全部で 8 個あります。見つけたら○で囲んでください。

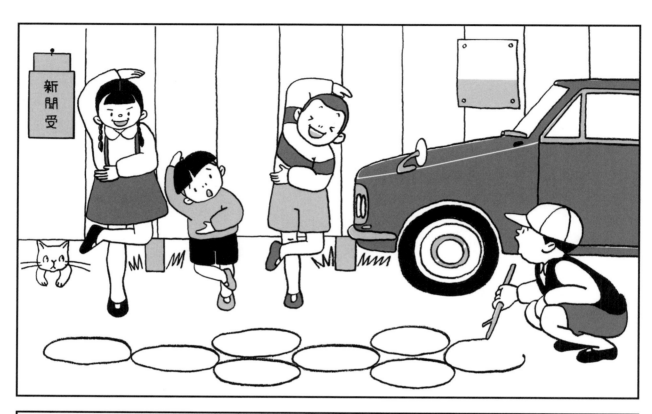

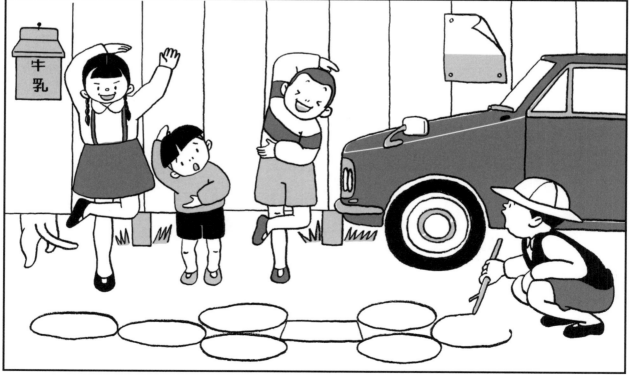

年　　月　　日　名前

# 東海道新幹線が開通！

いよいよ「夢の超特急」が出発です。「ひかり」は東京－新大阪間を4時間で結びました。
下の絵は上の絵とちがうところが全部で9個あります。見つけたら○で囲んでください。

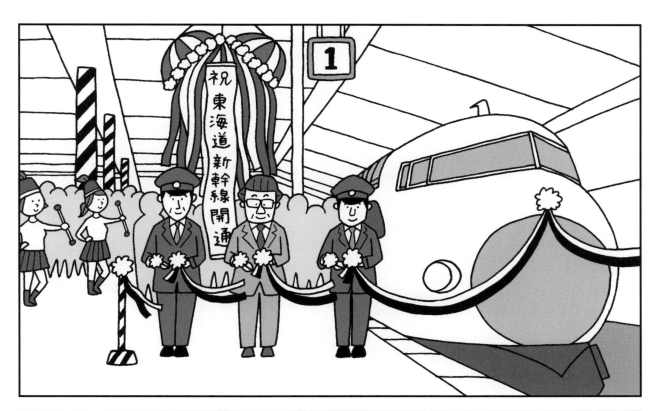

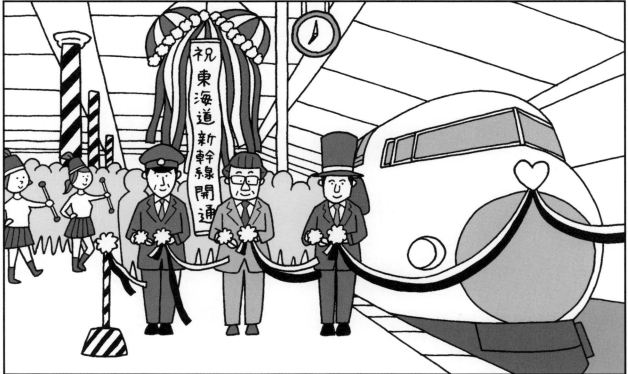

年　　月　　日　　名前

# 「みゆき族」の新ファッション

新しいアイビールックに大きな麻袋を持ち、銀座を闊歩（かっぽ）した若者が「みゆき族」です。
下の絵は上の絵とちがうところが全部で9個あります。見つけたら○で囲んでください。

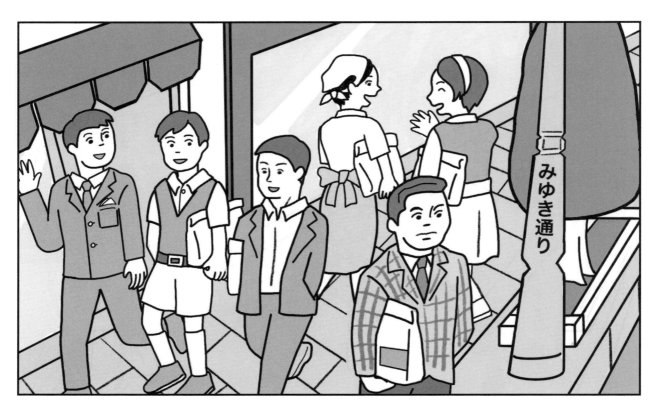

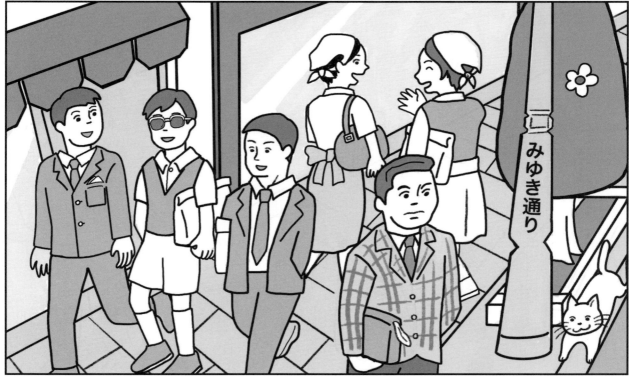

年　　　月　　　日　　名前

昭和39年

全部見つけたら、5ページの昭和30年代から同じ
イラストをさがして左上のマスに色をぬりましょう

解答は60ページにあります

# 東京オリンピック開催

抜けるような青空の下、『オリンピック・マーチ』の演奏にのせて日本選手団が入場行進！
右の絵は左の絵とちがうところが全部で9個あります。見つけたら○で囲んでください。

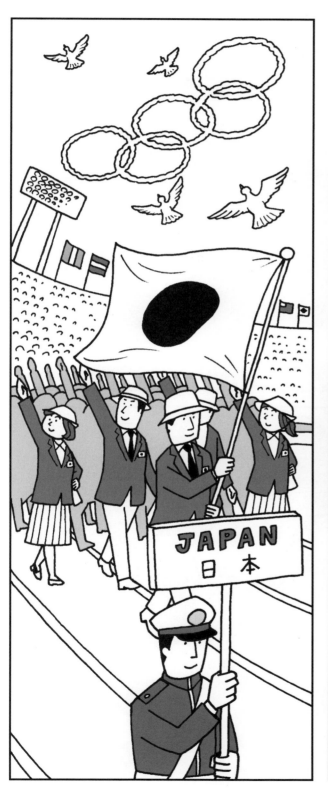
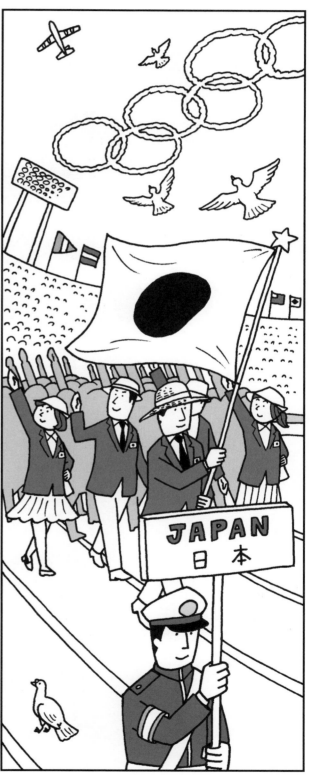

年　　月　　日　　名前

昭和41年

# ツイスターゲームが大人気

マットの上で手足をついて、なんとか倒れないように限界まで頑張りましたね。
下の絵は上の絵とちがうところが全部で9個あります。見つけたら○で囲んでください。

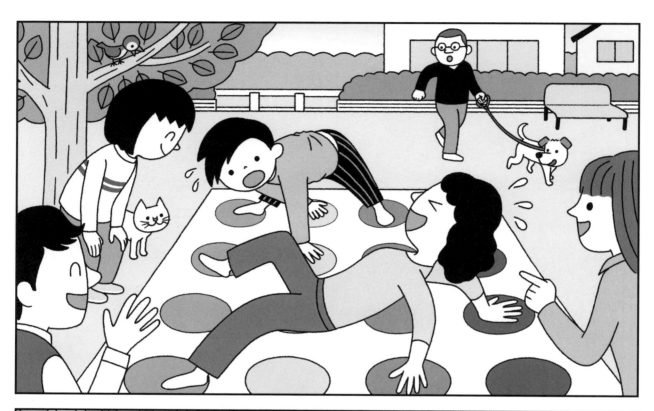

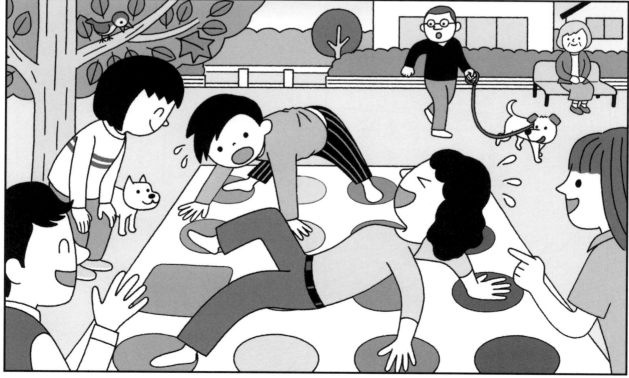

年　　月　　日　　名前

昭和41年

# ヒーロー VS 怪獣が大ブームに

『ウルトラマン』のテレビ放送が始まり、子どもたちは怪獣のとりこになりました。
下の絵は上の絵とちがうところが全部で9個あります。見つけたら○で囲んでください。

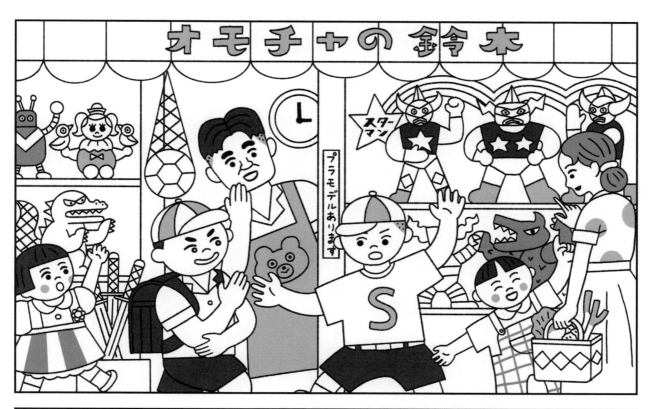

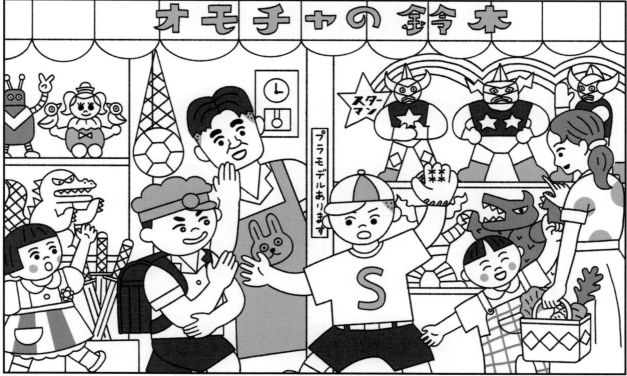

年　　月　　日　　名前

# ビートルズがやって来た！

4人がはっぴ姿で深夜の羽田空港に到着。コンサートは熱狂的なファンであふれました。
右の絵は左の絵とちがうところが全部で9個あります。見つけたら○で囲んでください。

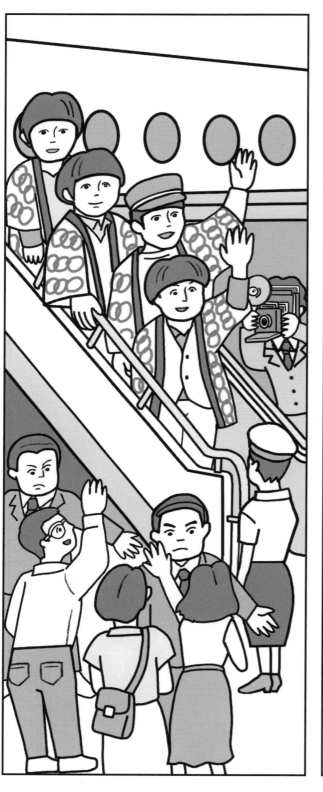
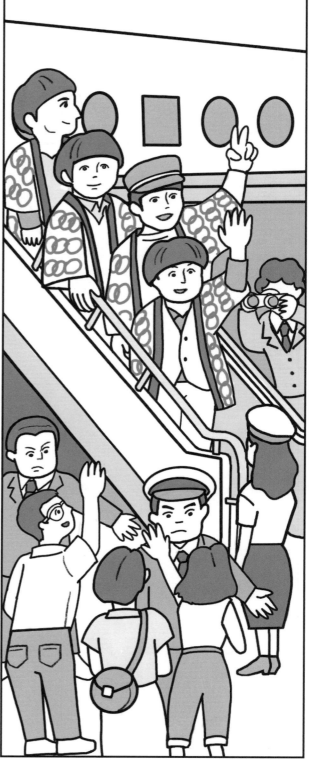

年　　月　　日　　名前

全部見つけたら、5ページの昭和40年代から同じ
イラストをさがして左上のマスに色をぬりましょう
解答は60ページにあります

# ツイッギールックがブームに

小枝のようにスリムなモデルのツイッギーが来日し、ミニスカートが流行しました。
下の絵は上の絵とちがうところが全部で9個あります。見つけたら○で囲んでください。

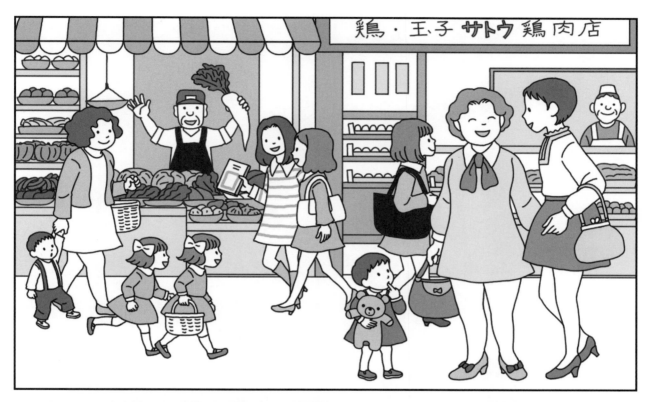

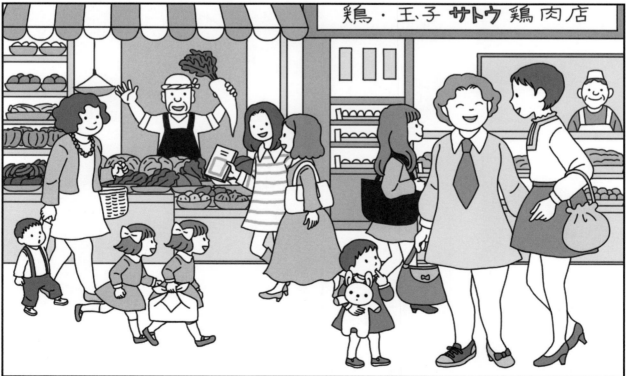

年　　月　　日　　名前

## 昭和42年ごろ

# ゴーゴー喫茶が若者に大人気

お立ち台の上で踊るゴーゴーガール。大音響の中、若者たちはエネルギーを発散させました。
右の絵は左の絵とちがうところが全部で10個あります。見つけたら○で囲んでください。

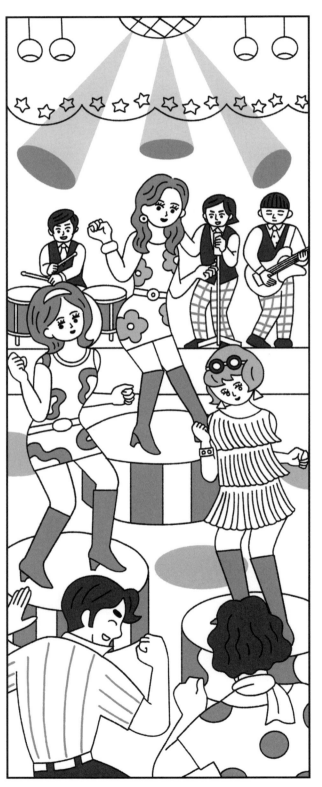
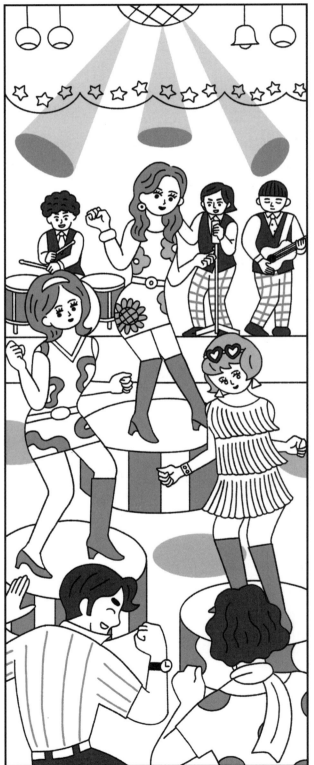

年　　　月　　　日　　名前

昭和42年ごろ

全部見つけたら、5ページの昭和40年代から同じ
イラストをさがして左上のマスに色をぬりましょう

解答は61ページにあります

# グループサウンズ大旋風！

続々登場したグループサウンズ。エレキギターとドラムのビートに熱狂しましたね。
下の絵は上の絵とちがうところが全部で10個あります。見つけたら○で囲んでください。

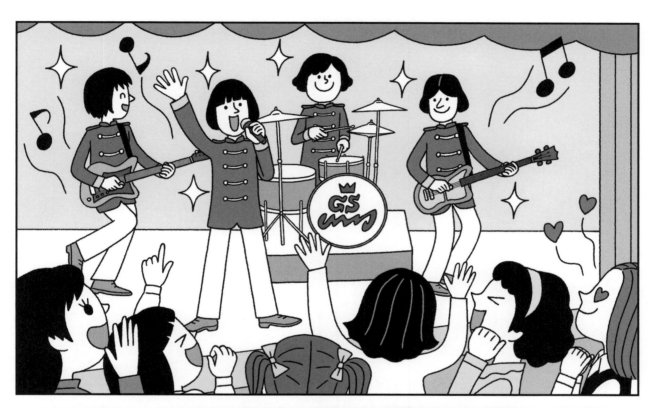

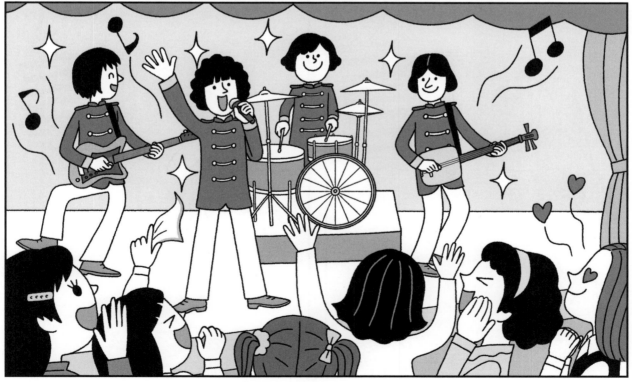

年　　月　　日　　名前

全部見つけたら、5ページの昭和40年代から同じ
イラストをさがして左上のマスに色をぬりましょう

解答は61ページにあります

# アポロ11号、月面着陸

人類が初めて月に降り立った歴史的瞬間。だれもがテレビの生中継に見入りました。
右の絵は左の絵とちがうところが全部で10個あります。見つけたら○で囲んでください。

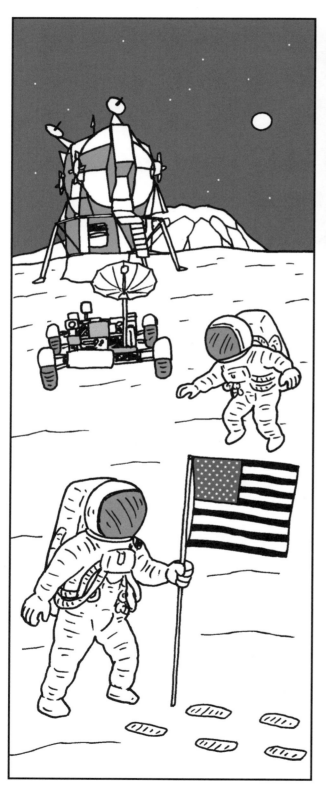
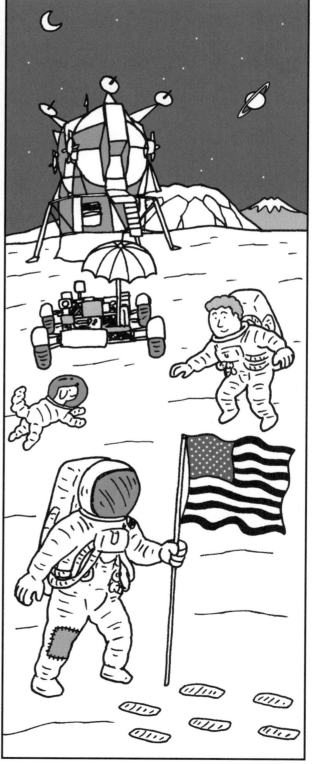

年　　　月　　　日　　名前

全部見つけたら、5ページの昭和40年代から同じ
イラストをさがして左上のマスに色をぬりましょう

解答は61ページにあります

# 『男はつらいよ』1作目公開

フーテンの寅さんが、故郷の柴又に帰って来ては大騒動を巻き起こす人情喜劇が大人気に。
下の絵は上の絵とちがうところが全部で10個あります。見つけたら○で囲んでください。

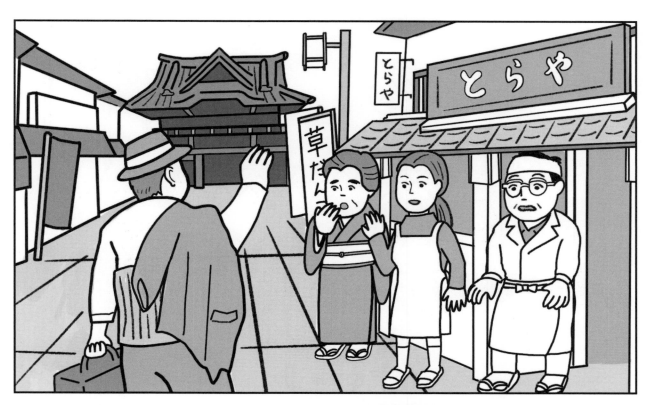

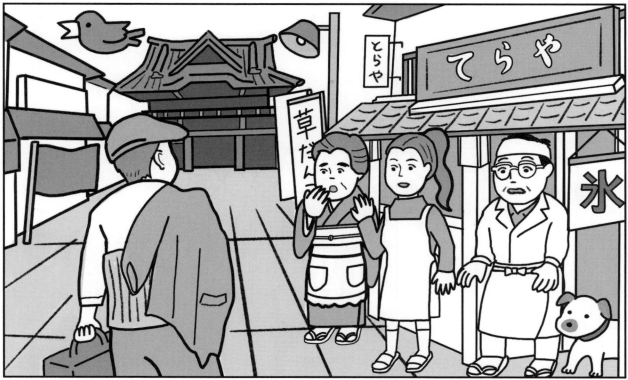

年　　月　　日　　名前

昭和45年

全部見つけたら、5ページの昭和40年代から同じイラストをさがして左上のマスに色をぬりましょう

解答は 61 ページにあります

# 大阪万博に世界が結集

アジア初の国際博覧会に世界各国から約 6400 万人が訪れました。シンボルは『太陽の塔』。
下の絵は上の絵とちがうところが全部で 10 個あります。見つけたら○で囲んでください。

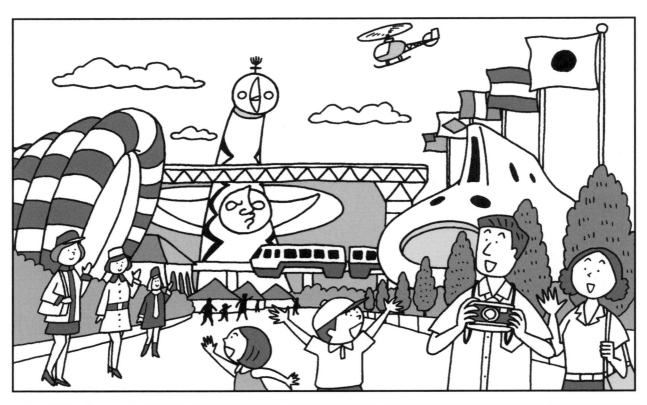

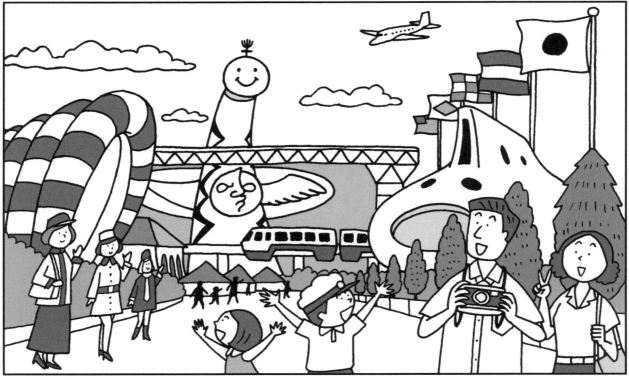

年　　月　　日　　名前

昭和45年ごろ

全部見つけたら、5ページの昭和40年代から同じ
イラストをさがして左上のマスに色をぬりましょう

解答は61ページにあります

# 演芸ブームで人気者が続々

テレビの演芸番組はお茶の間を笑いの渦に巻きこみ、視聴率もぐんぐんアップしました。
下の絵は上の絵とちがうところが全部で10個あります。見つけたら○で囲んでください。

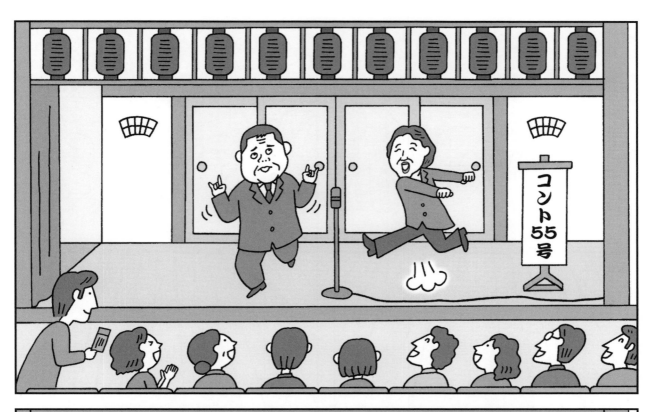

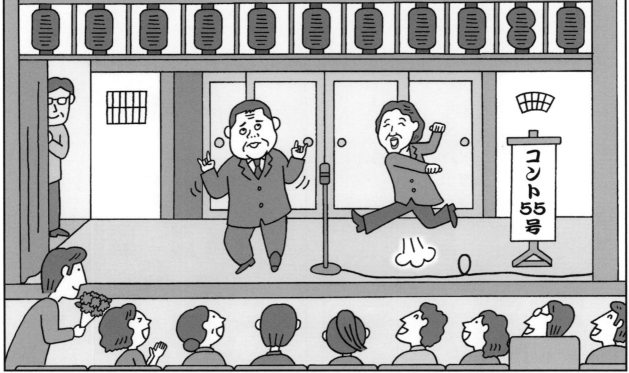

年　　　月　　　日　　名前

# 昭和46年

# ボウリングブーム到来！

なかやまりつこ
中山律子さんらプロボウラーの活躍を見て、老若男女がボウリング場に足を運びました。
右の絵は左の絵とちがうところが全部で10個あります。見つけたら○で囲んでください。

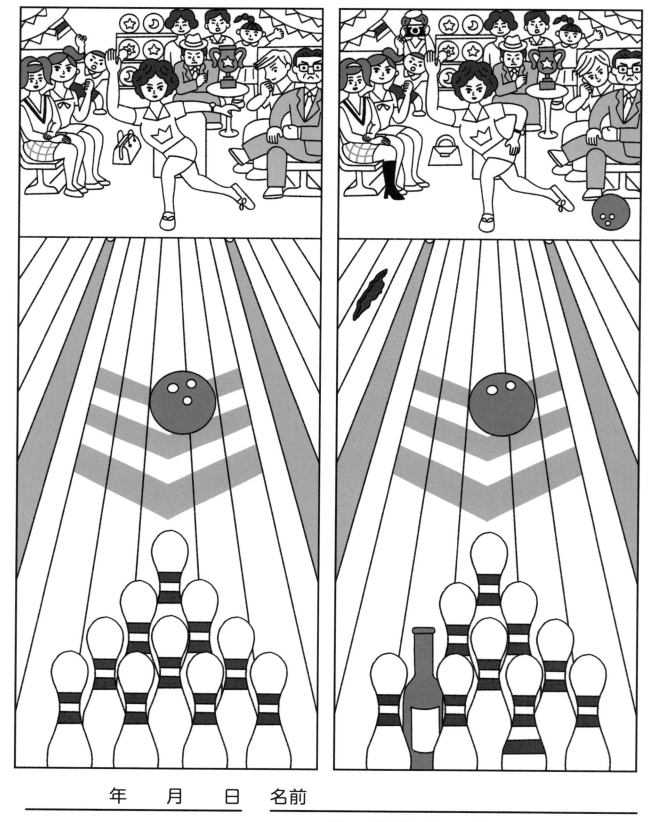

年　　月　　日　　名前

全部見つけたら、5ページの昭和40年代から同じ
イラストをさがして左上のマスに色をぬりましょう

解答は62ページにあります

# マクドナルド、銀座に1号店開店

「アメリカの本場の味」のハンバーガーが楽しめると、銀座に多くの人が押し寄せました。
右の絵は左の絵とちがうところが全部で10個あります。見つけたら○で囲んでください。

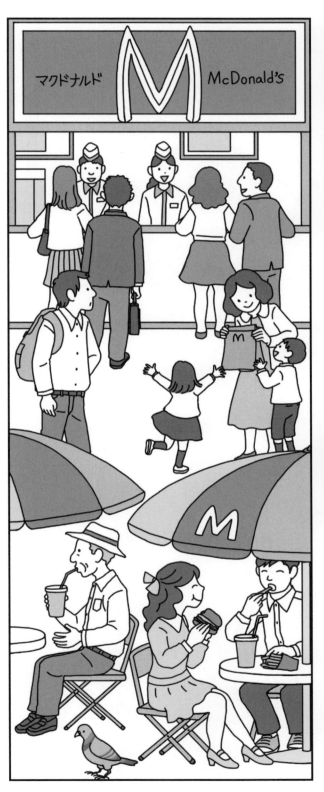
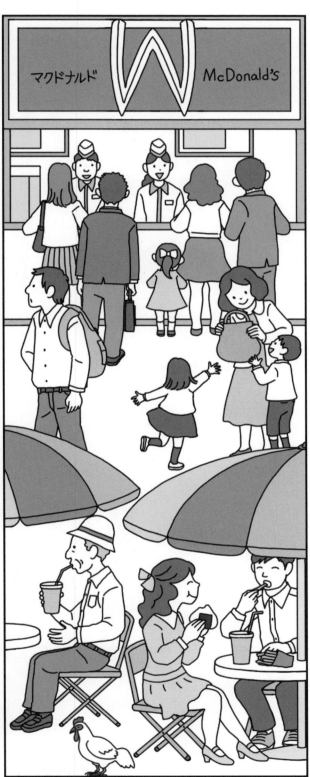

年　　　月　　　日　　名前

# 札幌オリンピック開催に歓喜

笠谷選手らの「日の丸飛行隊」が表彰台を独占！　ジャネット・リンも人気者でしたね。
右の絵は左の絵とちがうところが全部で11個あります。見つけたら◯で囲んでください。

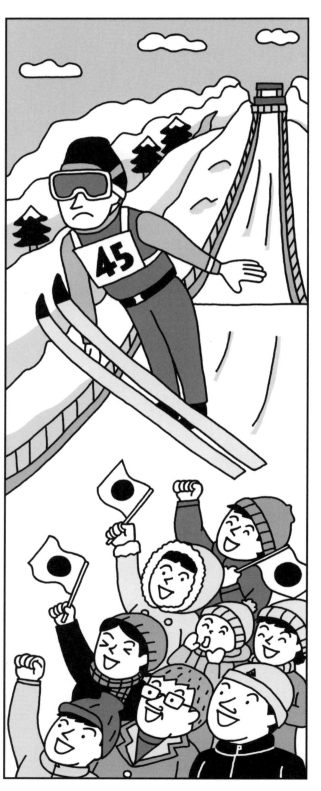
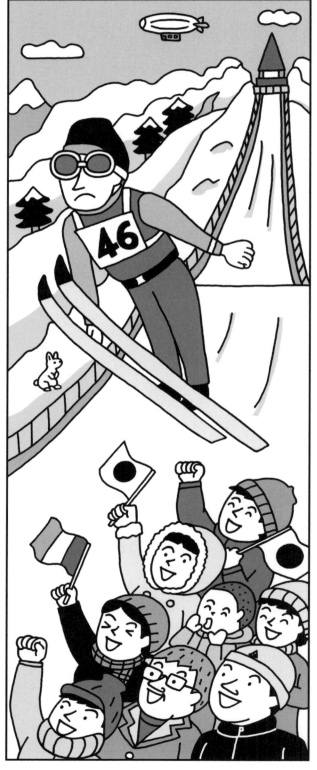

年　　　月　　　日　　名前

全部見つけたら、5ページの昭和40年代から同じ
イラストをさがして左上のマスに色をぬりましょう

解答は62ページにあります

# 上野動物園にパンダが初来日

中国からやって来た愛くるしいカンカンとランランを一目見ようと、上野動物園は大混雑。
下の絵は上の絵とちがうところが全部で11個あります。見つけたら○で囲んでください。

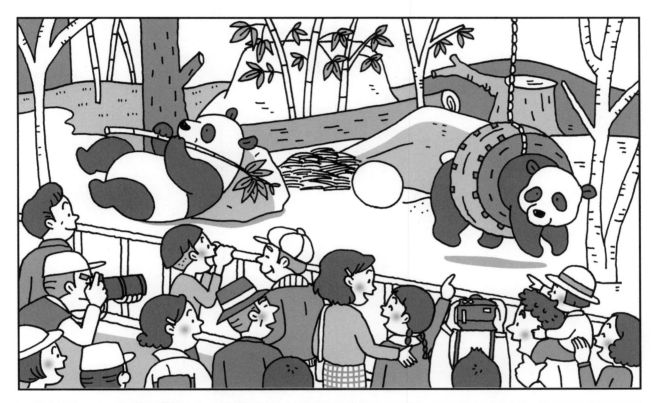

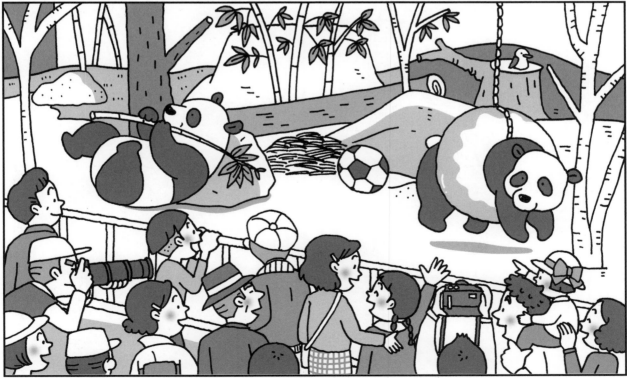

年　　月　　日　名前

昭和48年

全部見つけたら、5ページの昭和40年代から同じ
イラストをさがして左上のマスに色をぬりましょう

解答は62ページにあります

# オイルショックで大混乱

石油不足への不安で、トイレットペーパーや洗剤の買い占めが全国で起こりました。
右の絵は左の絵とちがうところが全部で11個あります。見つけたら○で囲んでください。

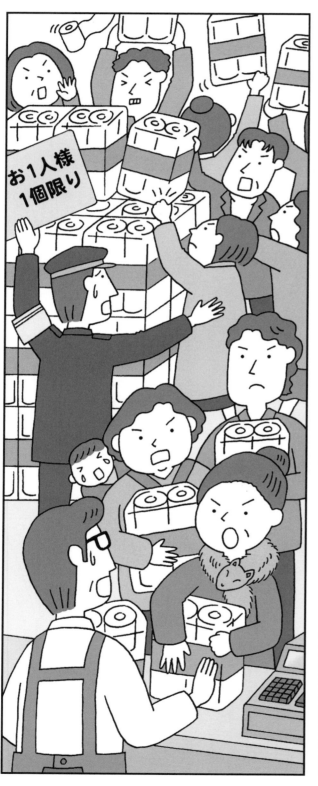
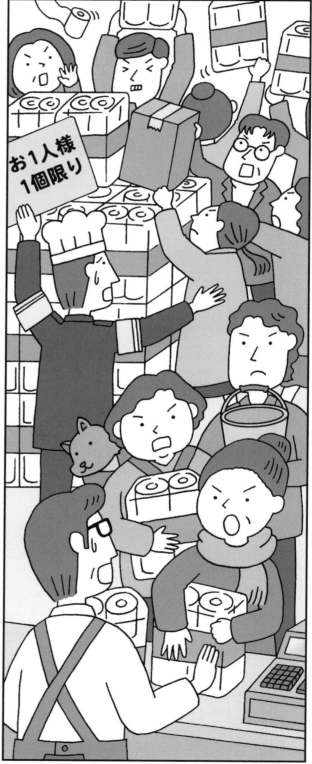

年　　月　　日　　名前

昭和48年

# ハイセイコーが国民的人気に

競馬ブームの立役者、名馬ハイセイコー。増沢騎手の『さらばハイセイコー』も大ヒット。
下の絵は上の絵とちがうところが全部で11個あります。見つけたら◯で囲んでください。

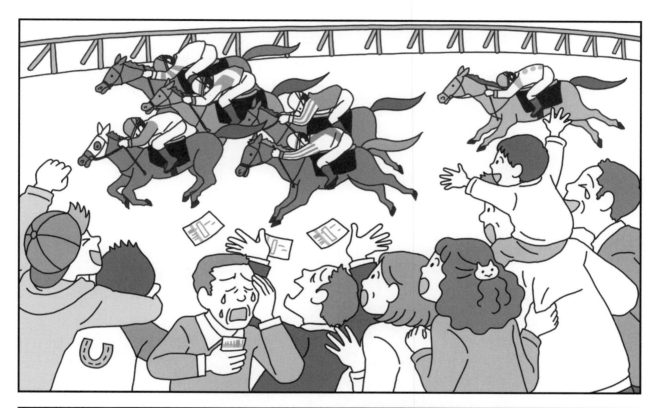

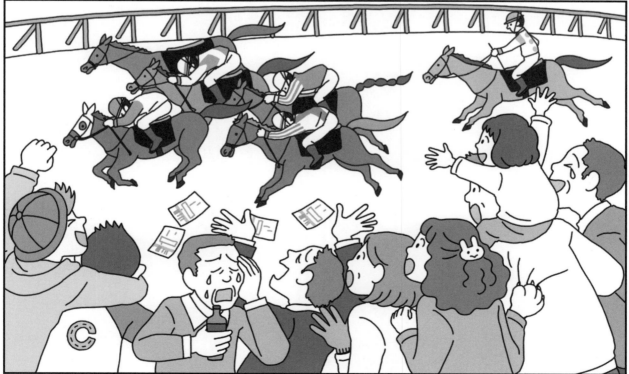

年　　月　　日　　名前

昭和49年

# 『モナ・リザ』日本で初公開

「謎の微笑み」を一目見ようとつめかけた入場者が、小さな画を何重にも取り巻きました。
右の絵は左の絵とちがうところが全部で11個あります。見つけたら○で囲んでください。

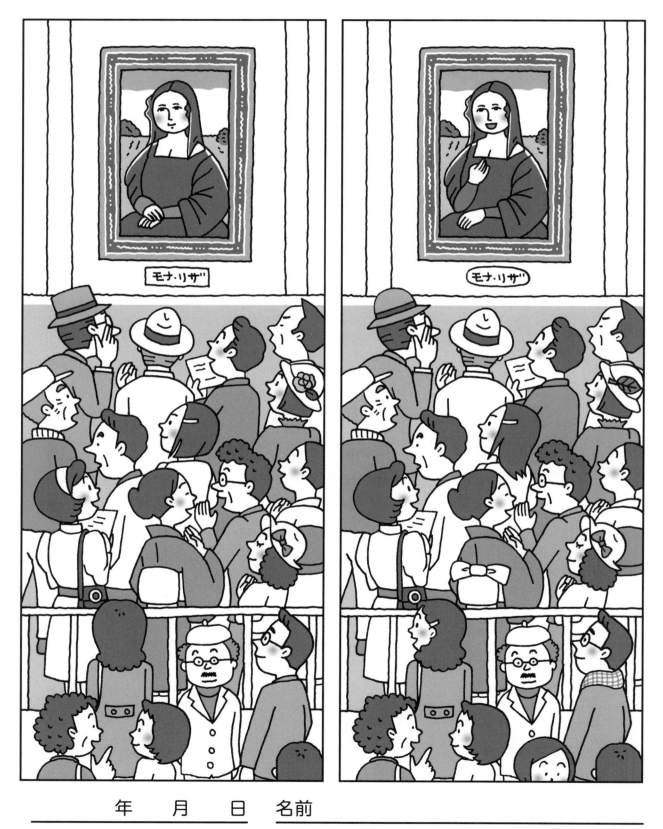

年　月　日　名前

# 長嶋茂雄、涙の引退

全部見つけたら、5ページの昭和40年代から同じ
イラストをさがして左上のマスに色をぬりましょう

解答は63ページにあります

ミスタージャイアンツが「巨人軍は永久に不滅です」の名言を残して球場を去りました。
下の絵は上の絵とちがうところが全部で11個あります。見つけたら○で囲んでください。

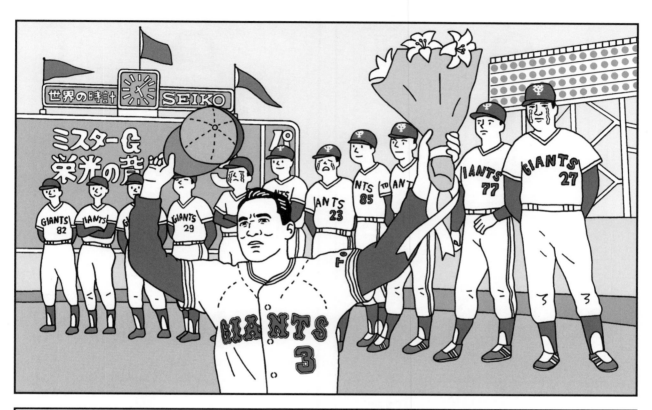

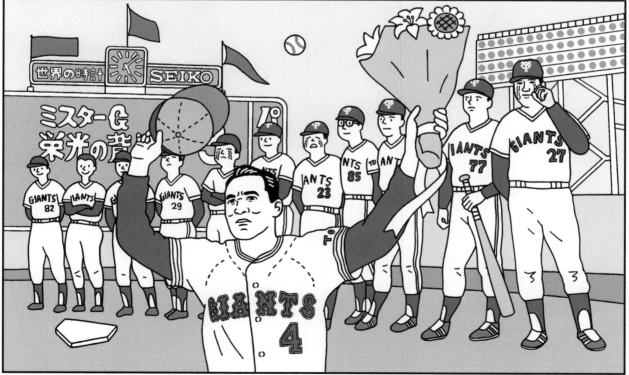

年　　月　　日　　名前

# ユリ・ゲラーの超能力ブーム

超能力者を名乗るユリ・ゲラーがテレビでスプーン曲げをすると、大反響を呼びました。
右の絵は左の絵とちがうところが全部で11個あります。見つけたら○で囲んでください。

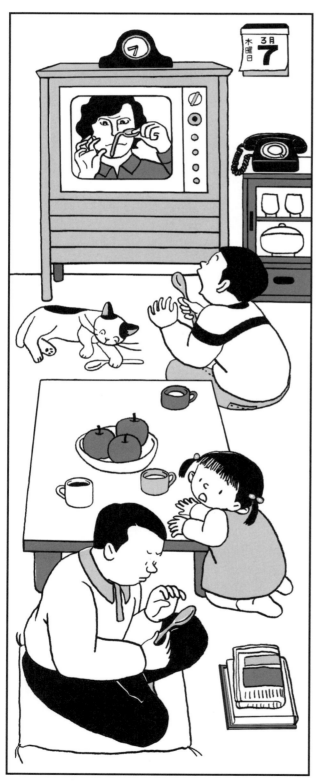
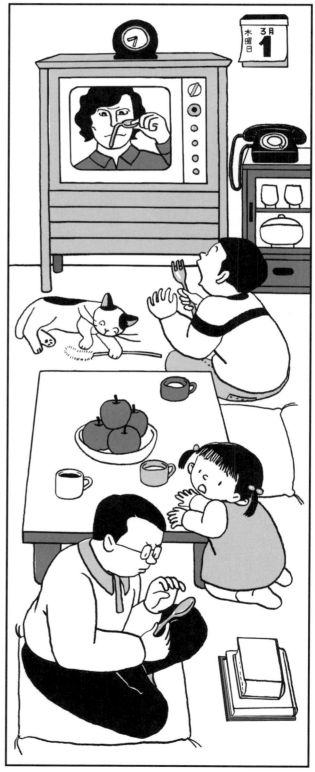

年　　月　　日　　名前

# 沖縄海洋博、華やかに開催

全部見つけたら、5ページの昭和50年代から同じ
イラストをさがして左上のマスに色をぬりましょう

解答は63ページにあります

青い海に浮かぶ展示施設のアクアポリスや、イルカショーにわくわくしましたね。
下の絵は上の絵とちがうところが全部で12個あります。見つけたら○で囲んでください。

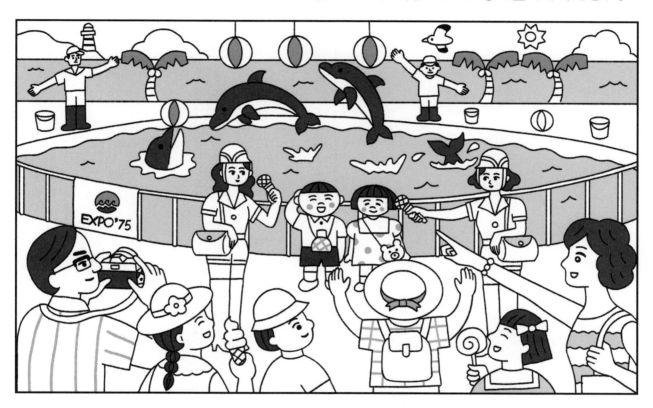

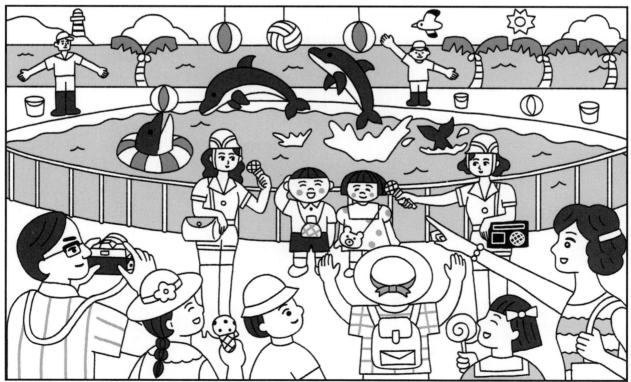

年　　月　　日　　名前

昭和50年

# フリスビーが大流行！

シュッと投げるとフワフワと飛んで行く浮遊感が楽しかったですね。犬も大喜びです。
右の絵は左の絵とちがうところが全部で12個あります。見つけたら○で囲んでください。

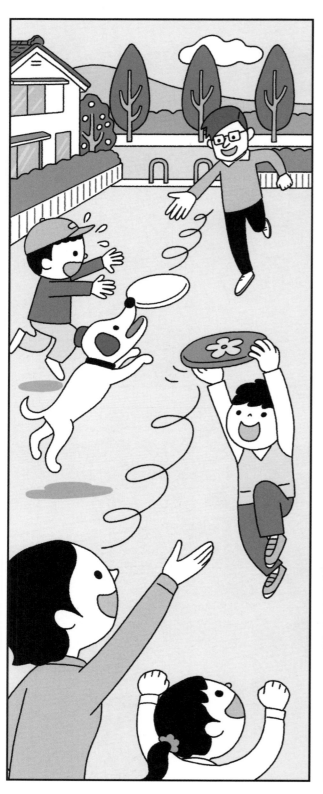

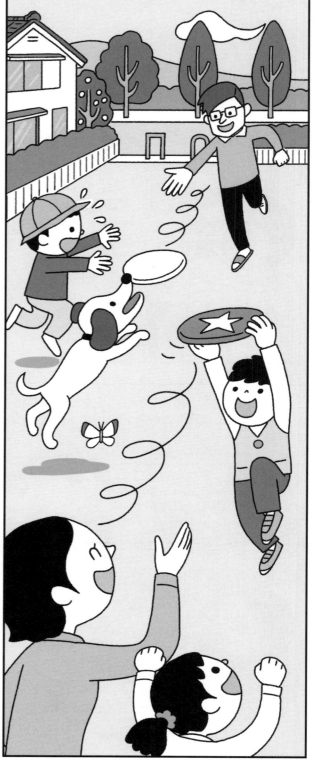

年　　月　　日　　名前

昭和51年

# 具志堅選手、世界チャンピオンに

全部見つけたら、5ページの昭和50年代から同じイラストをさがして左上のマスに色をぬりましょう

解答は63ページにあります

強烈パンチでノックアウト！　カンムリワシが愛称の具志堅用高選手が世界の頂点に！
右の絵は左の絵とちがうところが全部で12個あります。見つけたら○で囲んでください。

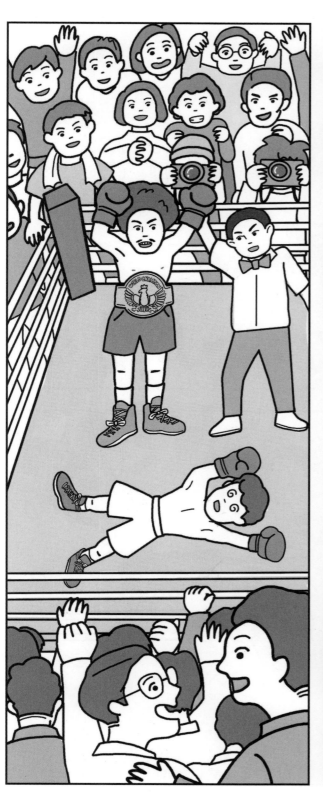
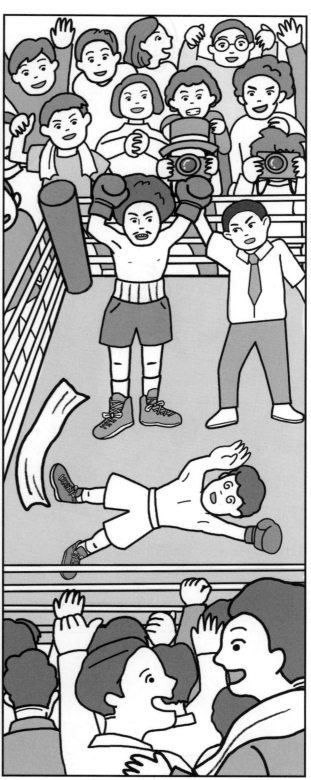

年　　月　　日　　名前

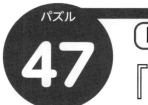

## パズル 47 ｜ 昭和51年

# 『およげ！たいやきくん』大ヒット

全部見つけたら、5ページの昭和50年代から同じイラストをさがして左上のマスに色をぬりましょう

解答は63ページにあります

たいやきが海の中を泳ぐ奇想天外な歌が子どもに大人気に。レコードが爆発的に売れました。下の絵は上の絵とちがうところが全部で12個あります。見つけたら○で囲んでください。

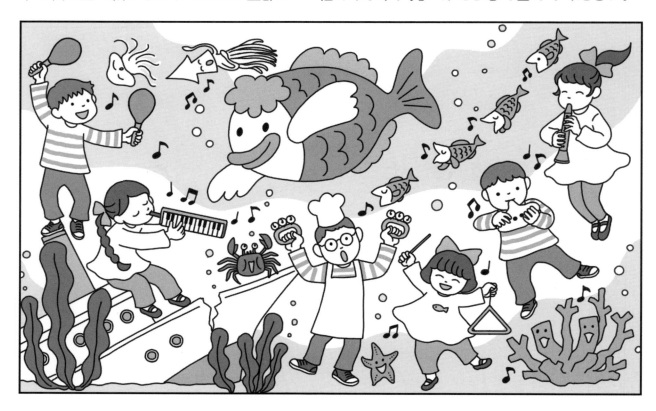

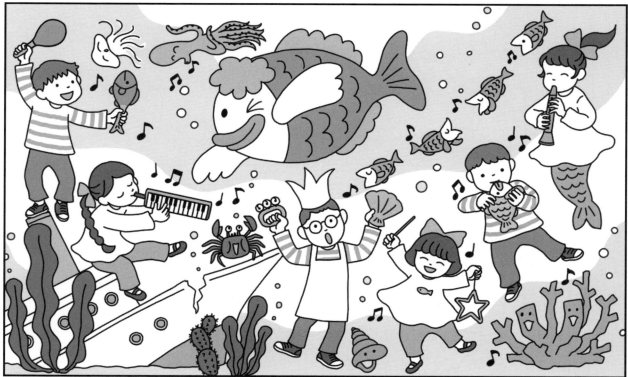

年　　月　　日　　名前

全部見つけたら、5ページの昭和50年代から同じ
イラストをさがして左上のマスに色をぬりましょう

解答は64ページにあります

## 昭和52年

# 王選手、ホームラン世界新記録

一本足打法の王貞治選手は、大リーグ記録を抜いて、世界のホームラン王になりました。

右の絵は左の絵とちがうところが全部で12個あります。見つけたら○で囲んでください。

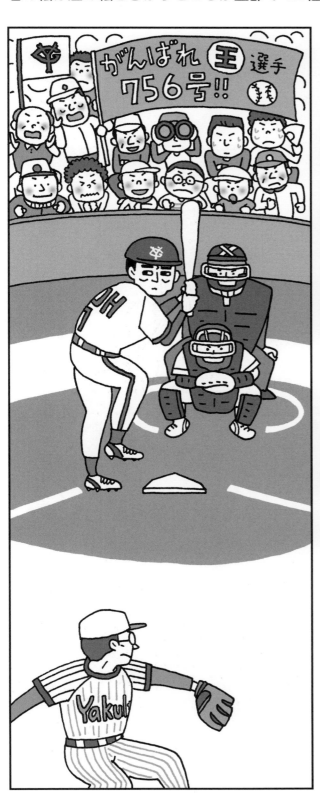
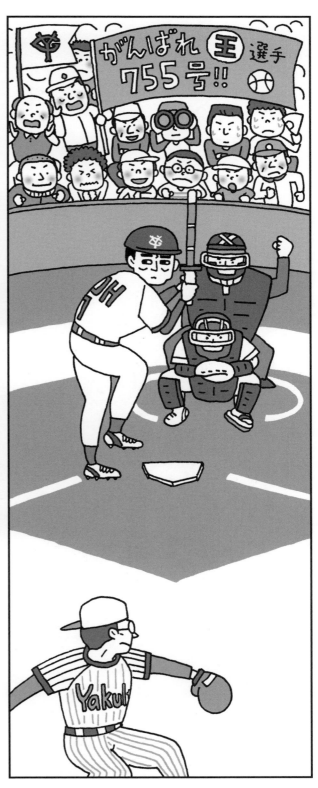

年　　月　　日　　名前

昭和53年

# 植村直己、北極点単独到達

エベレストに日本人で初めて登頂し、その後、犬ぞりで単独の北極点到達を果たしました。
右の絵は左の絵とちがうところが全部で12個あります。見つけたら○で囲んでください。

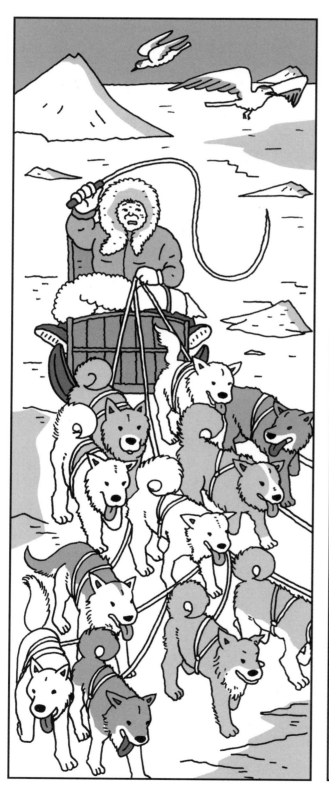
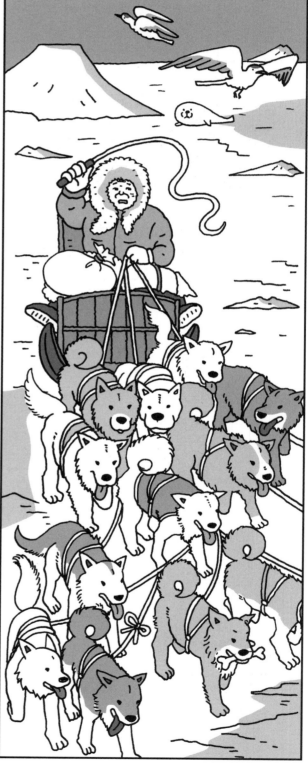

___年 ___月 ___日 名前 _____

全部見つけたら、5ページの昭和50年代から同じ
イラストをさがして左上のマスに色をぬりましょう

解答は64ページにあります

# 連続テレビ小説『おしん』放映

「母ちゃん！ 父ちゃん！」。別れの場面には、日本だけでなく世界じゅうが涙しました。
下の絵は上の絵とちがうところが全部で12個あります。見つけたら○で囲んでください。

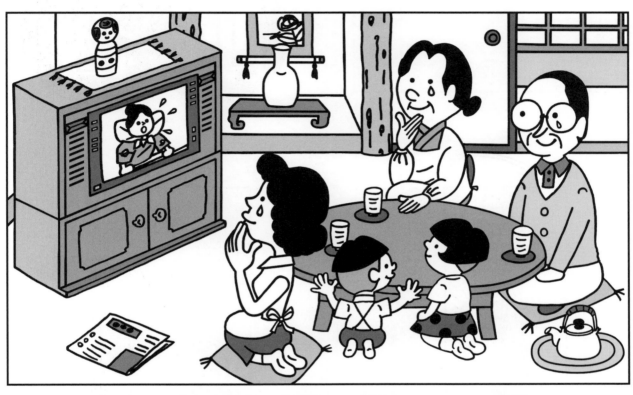

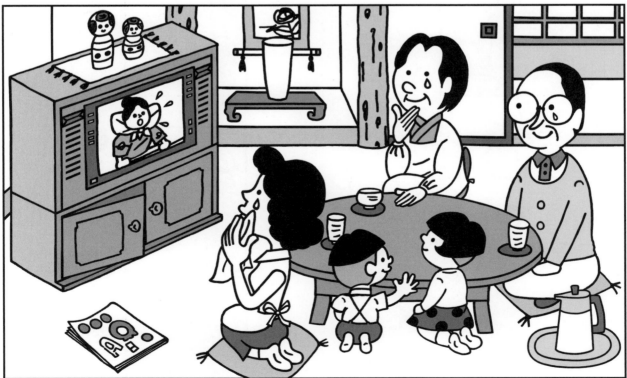

年　　月　　日　　名前

**❶ 学校給食が教室に復活**

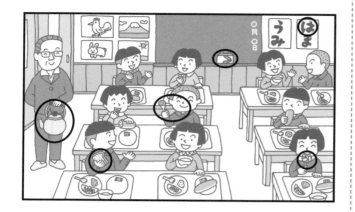

**❸ 街頭テレビが大盛況**

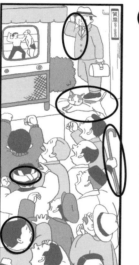

**❷ 上野動物園にぞうが来た!**

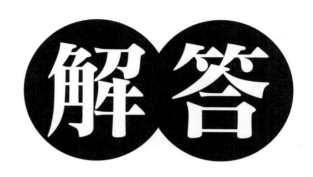

**❺ 第1回全日本自動車ショウ開催**

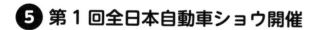

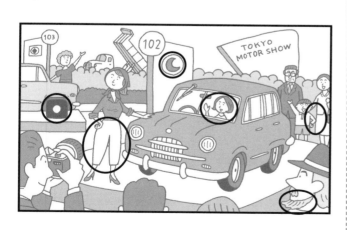

**❹ マリリン・モンロー来日**

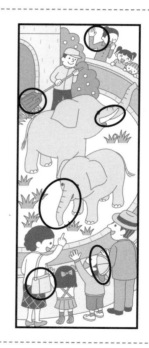

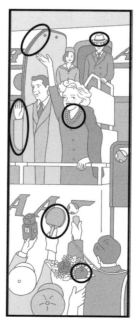

**❼ フォークダンスブーム広がる**

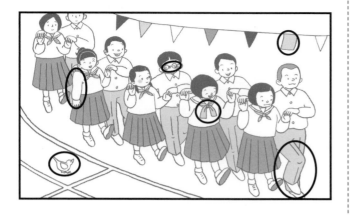

**❻ 若者に太陽族が流行**

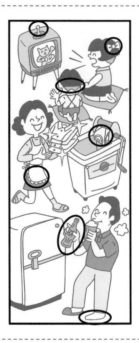

**❾ 月光仮面が大スターに**

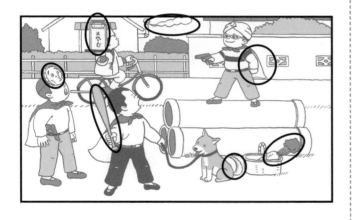

**❽ 三種の神器で家庭に革命**

**⑪ フラフープが爆発的流行**

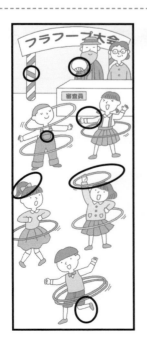

**⑩ 日清のチキンラーメンが発売**

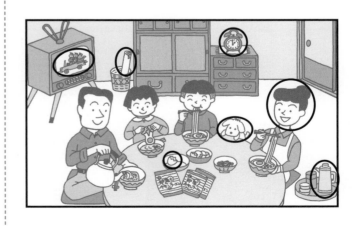

⑬ 南極のタロ、ジロが生還！

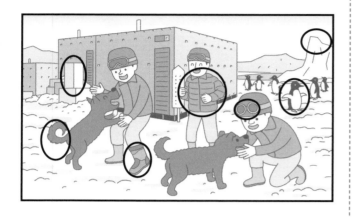

⑫ 東京タワーが完成！

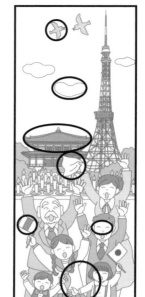

⑮ 日劇ダンシングチーム大人気

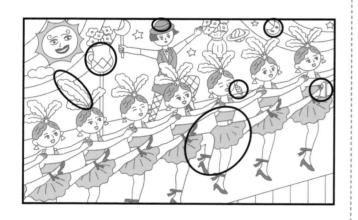

⑭ テニスブーム、巻き起こる

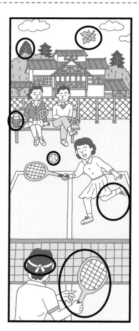

⑰ だっこちゃん人形が人気者に

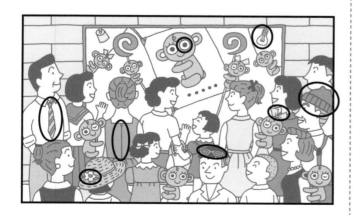

⑯ 柏鵬対決で盛り上がる大相撲

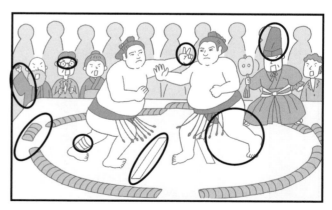

### ⑲ 集団就職列車の本格化

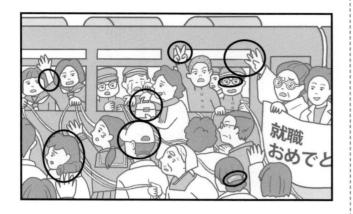

### ⑱ うたごえ喫茶が全盛に

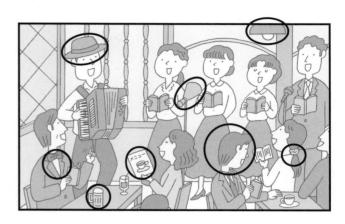

### ㉑「シェー」のポーズが大流行

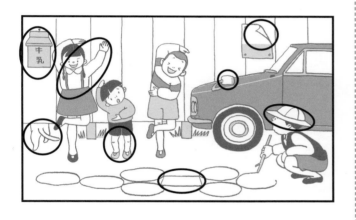

### ⑳ 黒四ダム、ついに完成

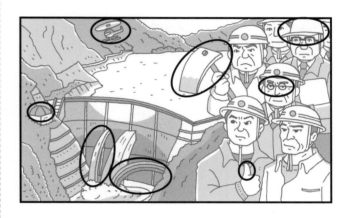

### ㉓「みゆき族」の新ファッション

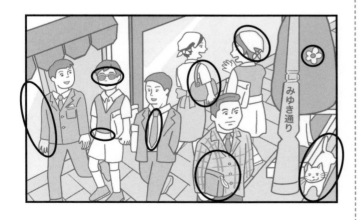

### ㉒ 東海道新幹線が開通！

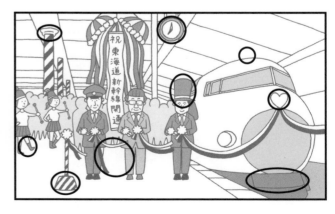

## ㉕ ツイスターゲームが大人気

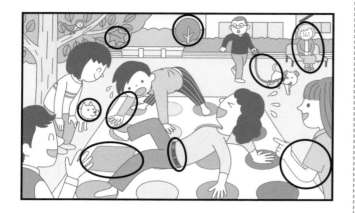

## ㉔ 東京オリンピック開催

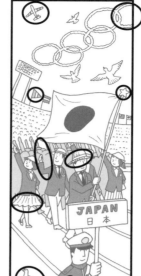

## ㉗ ビートルズがやって来た！

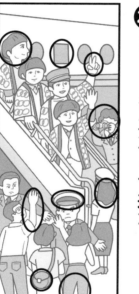

## ㉖ ヒーロー VS 怪獣が大ブームに

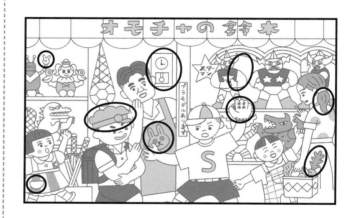

## ㉙ ゴーゴー喫茶が若者に大人気

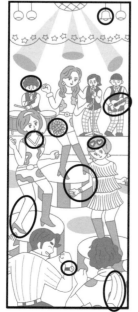

## ㉘ ツイッギールックがブームに

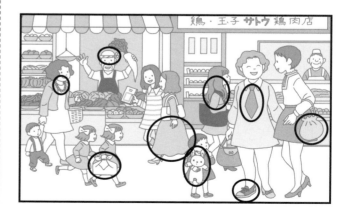

**㉛ アポロ11号、月面着陸**

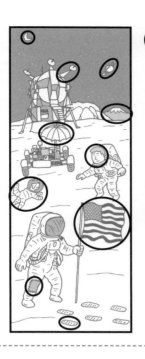

**㉚ グループサウンズ大旋風！**

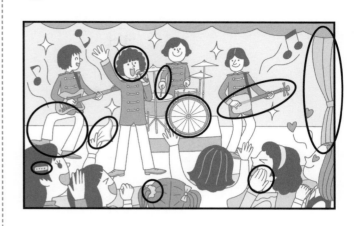

**㉝ 大阪万博に世界が結集**

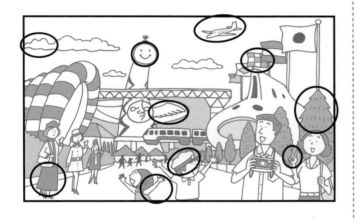

**㉜ 『男はつらいよ』1作目公開**

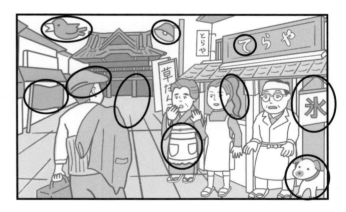

**㉟ ボウリングブーム到来！**

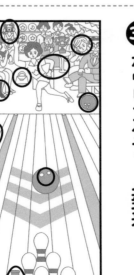

**㉞ 演芸ブームで人気者が続々**

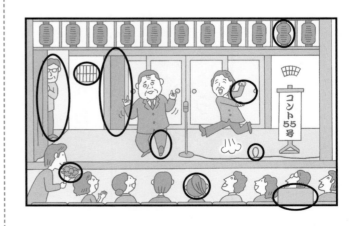

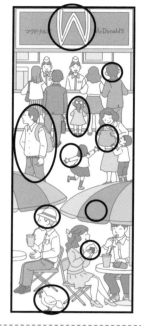

**㊱ マクドナルド、銀座に1号店開店**

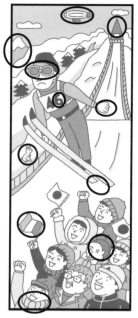

**㊲ 札幌オリンピック開催に歓喜**

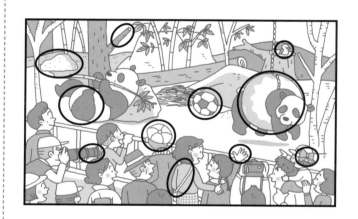

**㊳ 上野動物園にパンダが初来日**

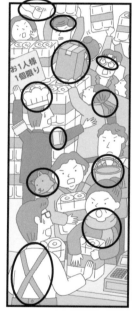

**㊴ オイルショックで大混乱**

お1人様1個限り

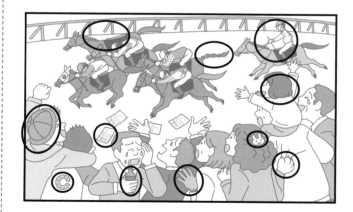

**㊵ ハイセイコーが国民的人気に**

**㊶ 『モナ・リザ』日本で初公開**

モナ・リザ

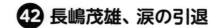

**㊷ 長嶋茂雄、涙の引退**

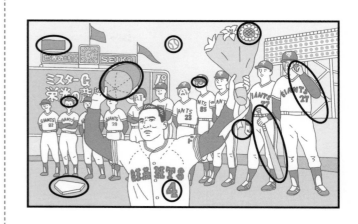

**㊸ ユリ・ゲラーの超能力ブーム**

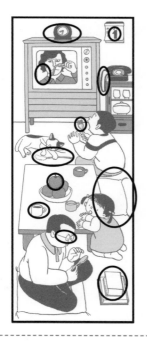

**㊹ 沖縄海洋博、華やかに開催**

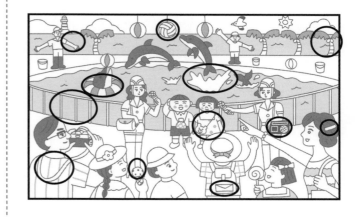

**㊺ フリスビーが大流行！**

**㊻ 具志堅選手、世界チャンピオンに**

**㊼『およげ！たいやきくん』大ヒット**

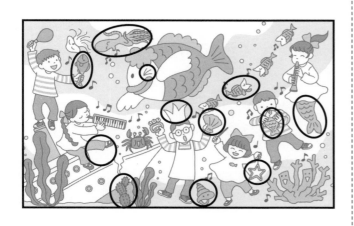

**レクリエブックス**
脳トレ・介護予防に役立つ
# まちがいさがし 昭和のニュース編

| | |
|---|---|
| 発行日 | 2023年3月5日　初版第1刷発行 |
| 発行者 | 石垣今日子 |
| 発行 | 株式会社世界文化ライフケア |
| 発行・発売 | 株式会社世界文化社<br>〒 102-8194<br>東京都千代田区九段北 4-2-29 |
| 電話 | 編集部 03-3262-3913<br>販売部 03-3262-5115 |
| 印刷・製本 | 図書印刷株式会社 |

| | |
|---|---|
| 表紙デザイン | 飯山佳子(BAD BEANS) |
| 本文デザイン | オズ エディターズ |
| パズルイラスト | 浅羽ピピ (P7、P18、P30、P35、P50) |
| | 杉原知子 (P8、P12、P14、P26、P48) |
| | タナカユリ (P16、P21、P23、P39、P44) |
| | たむらかずみ (P25、P43、P46、P53、P54) |
| | 中村知史 (P10、P27、P29、P36、P38) |
| | 根岸美帆 (P9、P47) |
| | ネコポンギポンギ (P20、P31、P34、P40、P49) |
| | 藤原ヒロコ (P17、P33、P41、P45、P52) |
| | ミヤケシゲル (P11、P13、P55) |
| | 森美紗子 (P24、P28、P32、P37、P51) |
| | 若泉さな絵 (P6、P15、P19、P22、P42) |

| | |
|---|---|
| 編集 | オズ エディターズ |
| 編集協力 | 小澤正幸 |
| 校正 | 株式会社円水社 |
| 製版 | 株式会社明昌堂 |
| 企画編集 | 中田裕香 |

ISBN　978-4-418-23207-9
無断転載・複写を禁じます。
ただし、パズルは、個人または法人・団体には私的な範囲内でコピーしてお使いいただけます。外部への提供や商用目的での使用、および WEB サイト等への使用はできません。定価はカバーに表示してあります。落丁・乱丁のある場合はお取り替えいたします。

©Sekaibunka Life Care,2023.Printed in Japan

**❹❽**
王選手、ホームラン世界新記録

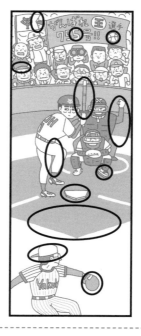

**❹❾**
植村直己、北極点単独到達

**❺⓿** 連続テレビ小説『おしん』放映

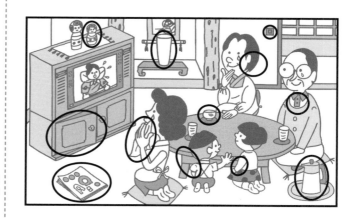